Guide de l'homéopathie pour l'enfant

Dr Bernard Chemouny

Guide de l'homéopathie pour l'enfant

Illustrations de François Poulain

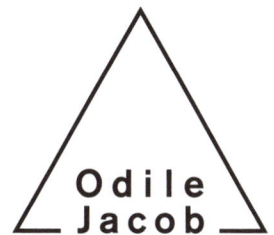

REMERCIEMENTS

À la mémoire de mon maître, le Dr Michel Conan Mériadec,
À la mémoire de mon père,
À ma mère,
À ma femme et mes enfants.

À Catherine Meyer qui, avec gentillesse et professionnalisme, oblige à donner le meilleur de soi-même et à Odile Jacob pour sa confiance toujours renouvelée.

À Jean-Charles Schnebelen pour son active participation à la vérification des formules de phytothérapie.

Aux mères de famille pour leurs qualités d'observation et à tous les enfants pour leur spontanéité.

© ODILE JACOB, AOÛT 2003
15, RUE SOUFFLOT, 75005 PARIS

ISBN : 2.7381.1305.2

www.odilejacob.fr

Le Code de la propriété intellectuelle n'autorisant, aux termes de l'article L.122-5, 2° et 3° a), d'une part, que les « copies ou reproductions strictement réservées à l'usage privé du copiste et non destinées à une utilisation collective » et, d'autre part, que les analyses et les courtes citations dans un but d'exemple et d'illustration, « toute représentation ou reproduction intégrale ou partielle faite sans le consentement de l'auteur ou de ses ayants droit ou ayants cause est illicite » (art. L. 122-4). Cette représentation ou reproduction, par quelque procédé que ce soit, constituerait donc une contrefaçon sanctionnée par les articles L.335-2 et suivants du Code de la propriété intellectuelle.

SOMMAIRE

L'homéopathie et l'enfant

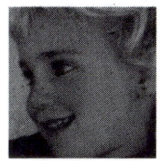

L'intérêt de l'homéopathie chez l'enfant	13
Qu'est-ce que l'homéopathie ?	15
Histoire de l'homéopathie	18
L'homéopathie et les autres médecines naturelles	20
Le médicament homéopathique	29
Le « terrain » de votre enfant	34
Comment choisir votre médecin ?	40
Les réponses à vos questions	42
Vous voulez soigner vous-même votre enfant : cinq règles d'or	45
Les limites de l'automédication	47
Comment choisir les médicaments de vos enfants ?	50
Quelques conseils pour bien utiliser ce guide	59

Comment soigner votre enfant par l'homéopathie ?

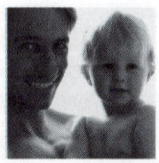

Acné 63	Contusions musculaires 111
Agité (enfant) 65	Coqueluche 114
Angine 66	Coup 116
Angoisse 70	Coups de soleil 117
Anorexie 74	Crise d'acétone 120
Anxiété de séparation 78	Croûtes de lait 121
Appétit 79	Dents 122
Asthme 80	Diarrhée aiguë 123
Balancement de la tête 83	Douleurs abdominales 131
Bronchiolite aiguë 84	Douleurs dentaires 135
Bronchite aiguë 87	Eczéma atopique 137
Brûlures 88	Encoprésie 141
Cauchemars 91	Enfant agité 142
Céphalées 92	Enfant qui mange trop 145
Chalazion 98	Entorse 150
Chute, Choc 99	Énurésie de l'enfant 152
Colère des enfants 99	Épistaxis 154
Colite du nourrisson 100	Érythème fessier du nourrisson 155
Conjonctivite 103	Fesses rouges 157
Constipation 105	Fièvre 158

Sommaire

Fracture 165	Rhinites allergiques 208
Gastro-entérite 166	Rhinopharyngite 211
Grippe 171	Rougeole 220
Hoquet 175	Rubéole 223
Hyperkinésie de l'enfant 175	Rythmies 224
Insolation 176	Saignement de nez 225
Insomnie 176	Scarlatine 226
Intervention chirurgicale 177	Sinusite aiguë 228
Jalousie 178	Sommeil du nourrisson 231
Laryngite 179	Sommeil de l'enfant 236
Mal de ventre 182	Somnambulisme 237
Mal des transports 183	Succion du pouce 238
Obésité 184	Terreurs nocturnes 239
Ongles rongés 185	Tics 241
Opposition des enfants 185	Timidité 243
Oreillons 186	Toux 244
Orgelet ou « compère-loriot » 188	Trac 244
Otite 189	Trachéo-bronchite 245
Oxyures 191	Traumatisme 248
Peurs 191	Troubles du comportement moteur 249
Phobie 192	Troubles du comportement psychique 250
Pipi au lit 194	Urticaire aiguë 251
Piqûre ou morsure d'animaux 195	Varicelle 253
Plaies superficielles 199	Verrues 256
Pouce (succion) 201	Vers 258
Poussées dentaires 202	Vomissements du nourrisson . 259
Reflux gastro-œsophagien . . . 205	
Régurgitations du nourrisson 207	

Annexes

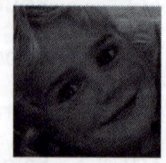

La trousse d'urgence 267

Les centres antipoison 270

Sources des indications des médicaments homéopathiques 271

Le remboursement des médicaments homéopathiques 272

Les oligo-éléments 273

Les courbes de corpulence 274

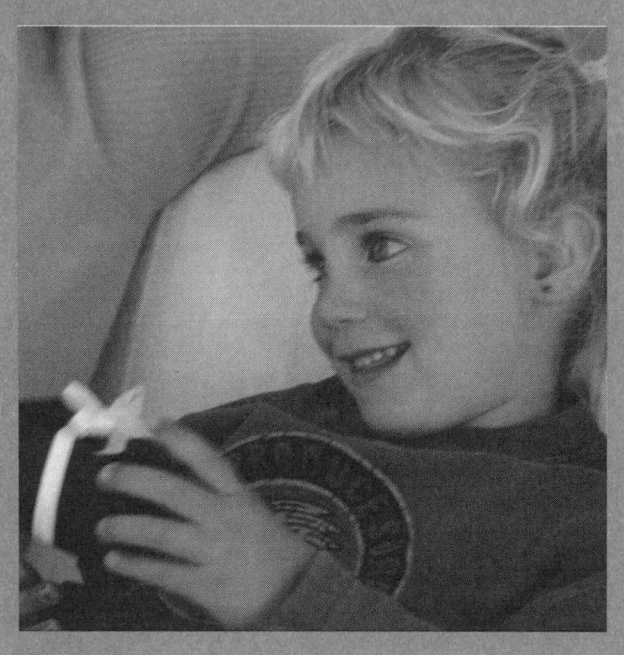

L'homéopathie et l'enfant

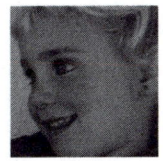

L'intérêt de l'homéopathie chez l'enfant	13
Qu'est-ce que l'homéopathie ?	15
Histoire de l'homéopathie	18
L'homéopathie et les autres médecines naturelles	20
Le médicament homéopathique	29
Le « terrain » de votre enfant	34
Comment choisir votre médecin ?	40
Les réponses à vos questions	42
Vous voulez soigner vous-même votre enfant : cinq règles d'or	45
Les limites de l'automédication	47
Comment choisir les médicaments de vos enfants ?	50
Quelques conseils pour bien utiliser ce guide	59

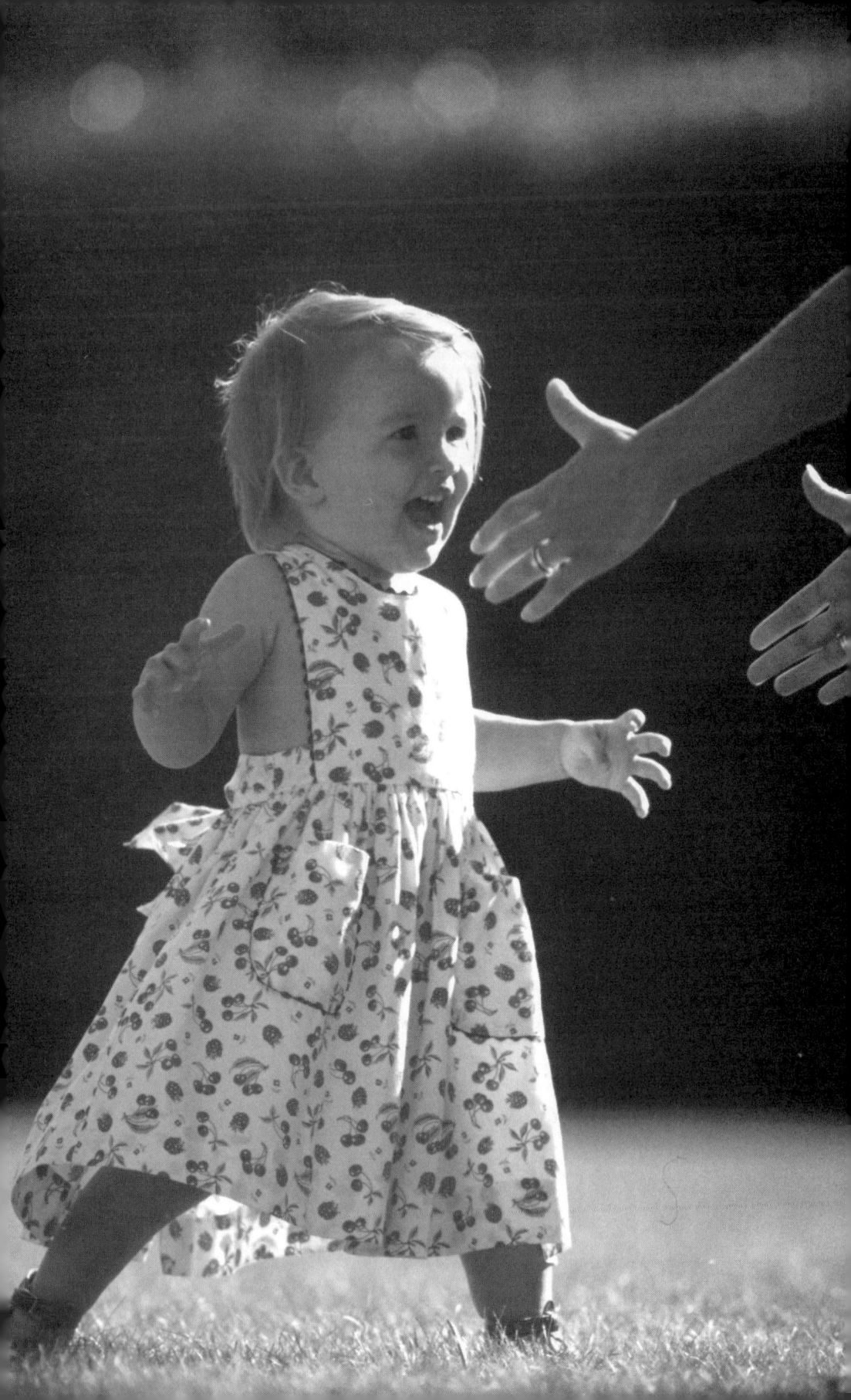

L'INTÉRÊT DE L'HOMÉOPATHIE CHEZ L'ENFANT

L'un des champs privilégiés de l'homéopathie est son activité chez le nourrisson et l'enfant, à la fois du fait de son innocuité et de son efficacité. C'est une thérapeutique qui offre des solutions à des problèmes pour lesquels la médecine classique est démunie, soit à cause de la toxicité des médicaments nécessaires au regard de certaines affections bénignes, soit à cause de l'absence de thérapeutique proposée. L'expérience clinique a montré que l'homéopathie a une activité remarquable dans de nombreux domaines de la pathologie médicale.

En pratique quotidienne, l'homéopathie a un rôle préventif et/ou curatif dans les maladies allergiques, les infections ORL et pulmonaires, les troubles fonctionnels, les affections cutanées, les troubles circulatoires veineux ou artériels. Elle intervient également dans les troubles du comportement et du sommeil de l'enfant. Dans les maladies aiguës, elle agit sur les petits traumatismes tels les accidents musculaires (contusions), les entorses, les petites brûlures, les piqûres d'animaux, les séquelles de fractures.

Bien sûr, l'homéopathie n'a que des indications médicales, mais elle s'avère aussi bénéfique chez l'enfant avant et après une intervention chirurgicale, par exemple en améliorant son confort et en prévenant son anxiété ainsi que celle de ses parents.

La pratique médicale a mis en évidence des champs d'action privilégiés chez le nourrisson et l'enfant.

L'homéopathie est particulièrement indiquée en cas de troubles rémanents et répétitifs, notamment dans :
- les affections ORL et pulmonaires (rhinopharyngites, bronchiolites, sinusites, etc.) ;
- les troubles digestifs : troubles de l'alimentation (excès ou défaut d'appétit), inconforts digestifs (colites, constipation), reflux gastro-œsophagien, troubles du transit (diarrhée, constipation), mauvaises digestions ;
- les poussées dentaires ;

- les problèmes neuropsychiques : troubles du sommeil, du comportement (agitation, anxiété, énurésie, etc.), du caractère (nervosisme, spleen), les maux de tête, la fatigue scolaire ;
- les problèmes de peau (acné, verrues, etc.) ;
- les maladies allergiques dans toutes leurs manifestations cutanées, nasales, oculaires et pulmonaires.

Dans les maladies aiguës, l'homéopathie convient :
- chez le nourrisson : dans les poussées dentaires, les maladies digestives aiguës (diarrhées, vomissements, gastro-entérites), l'érythème fessier, la fièvre, les maladies infectieuses ORL et respiratoires (otites, rhinopharyngites, bronchites, bronchiolites) ;
- chez l'enfant : dans toutes les maladies ORL et pulmonaires courantes (rhinopharyngites, angines, otites, sinusites, laryngites, trachéites, bronchites, etc.) ; dans les maladies digestives aiguës (gastro-entérite, intoxication alimentaire), les maladies infantiles virales, les petits traumatismes (brûlures, plaies, piqûres et morsures d'animaux) ; les séquelles de fractures, les soins pré et postopératoires.

En complément de la médecine classique :
- lors de maladies graves, dans lesquelles les petits enfants ont un traitement lourd, relativement toxique et donc pourvu d'effets secondaires. L'homéopathie permet, parfois, une diminution et/ou un espacement des posologies et un meilleur confort du malade ;
- lors de maladies métaboliques, tel le diabète insulino-dépendant ; son activité permet souvent une diminution des quantités d'insuline et un meilleur équilibre glycémique.

> D'une manière générale, il est souhaitable et recommandé d'utiliser l'homéopathie comme *thérapeutique complémentaire* de la médecine classique dans toutes les maladies graves. Ne pas le faire, c'est, à mon sens, priver son enfant d'un soutien efficace et sans danger, de même qu'omettre les autres thérapeutiques complémentaires telles l'oligothérapie, la phytothérapie, la nutrithérapie, ou ne pas tenir compte du rôle de l'alimentation.

QU'EST-CE QUE L'HOMÉOPATHIE ?

L'homéopathie est une méthode thérapeutique. Sa principale particularité est de traiter la maladie en utilisant des substances médicinales qui ont la propriété de produire des symptômes semblables à cette maladie.

Le principe de similitude

Selon ce principe, une substance provoque chez un sujet en bonne santé les mêmes symptômes que ceux qu'elle guérit chez un sujet malade.

On peut illustrer ce principe avec l'exemple de la piqûre d'abeille : le venin d'abeille provoque au point d'impact de la piqûre un gonflement (œdème), une rougeur (la peau devient rosée) et une douleur vive, qui élance, avec une sensation de brûlure. Cette douleur est aggravée par l'application d'une compresse chaude et améliorée par des applications froides ou glacées.

En homéopathie, on dispose d'un médicament obtenu à partir d'une abeille entière vivante, broyée et écrasée, *Apis mellifica*. Selon ce principe, on utilise *Apis mellifica* dans tous les œdèmes rosés d'apparition brutale qui, localement, sont aggravés par la chaleur et améliorés par le froid : par exemple, dans les conjonctivites ou les épanchements articulaires du genou, mais aussi, bien entendu, dans les suites de piqûres d'insectes, voire d'abeilles à partir du moment où celles-ci provoquent un œdème analogue.

Pour que ce principe de similitude puisse s'appliquer, deux conditions sont indispensables à l'efficacité thérapeutique :

■ Première condition : les médicaments doivent être administrés à des doses infiniment petites, appelées « doses infinitésimales » ou « hautes dilutions ».

■ Deuxième condition : on donne un traitement spécifique à chaque malade, à partir d'une approche globale de la personne qui tient compte non seulement de la maladie, mais aussi des réactions individuelles et de son environnement.

Les doses infinitésimales

L'utilisation des doses infinitésimales est née de l'expérience et de la pratique clinique des médecins homéopathes.

En effet, Hahnemann, le fondateur de l'homéopathie, pour appliquer le principe de similitude utilisa, à l'origine, des doses pondérales, voire des doses élevées, subtoxiques, comme c'était l'usage à son époque. Mais il constata que les malades, avant de réagir favorablement, présentaient parfois de fortes réactions. Pour réduire cette aggravation passagère, il eut l'idée de diminuer progressivement les posologies employées. Il arriva ainsi à de très faibles doses, non pondérales, qu'il nomma « doses infinitésimales ».

L'approche globale de la personne

Elle permet la découverte du ou des médicaments homéopathiques à partir des symptômes de la maladie et de la totalité des réactions de l'individu à celle-ci.

La globalité est à la base d'une conception originale de la maladie qu'elle associe au malade au lieu de l'en dissocier. Elle ne sépare pas les signes classiques de la maladie des signes généraux de la réaction propre à l'individu. La notion de globalité rejoint le principe d'individualité et de caractère unique de l'être humain. C'est pourquoi, la globalité intègre :

- Les signes actuels et passés de la maladie, les particularités de son évolution, son rythme, ses circonstances d'amélioration ou d'aggravation.
- Les caractéristiques du terrain, du malade, c'est-à-dire son mode de réaction général face à la maladie.
- La constitution du sujet.

Ainsi, au terme de cette analyse complète, spécifique, de l'homéopathie, l'approche globale de la personne permet de découvrir les médicaments homéopathiques correspondants et d'individualiser le traitement.

De ces faits, il ressort que le malade est indissociable de la maladie et du médicament. On retrouve en conséquence :

– sur un versant, l'*approche thérapeutique* avec le principe de similitude et l'emploi de médicaments homéopathiques ;

– sur l'autre, l'*approche clinique*, globale de l'homéopathie, qui repose sur l'observation et l'analyse de la personne dans son intégralité.

C'est pourquoi, l'homéopathie s'intègre dans le cadre d'une pratique particulière que certains appellent « médecine homéopathique ». Celle-ci est caractérisée par une écoute particulière et une observation spécifique du malade, et ce toujours dans le but d'une prescription adaptée au malade et à ses réactions individuelles.

HISTOIRE DE L'HOMÉOPATHIE

La vie d'Hahnemann

Christian Friedrich Samuel Hahnemann est un médecin allemand, également chimiste et traducteur, né en Saxe à Meissen, le 10 avril 1755. Vingt ans plus tard, il commence ses études de médecine à Leipzig et soutient sa thèse de docteur en médecine en 1779.

Il commence par exercer modestement la médecine à Hettstedt, puis, déçu par la thérapeutique de son époque, il abandonne la pratique médicale et vit alors en réalisant des traductions et des publications de chimie.

À partir de 1784, Hahnemann publie de nombreux ouvrages qui le font connaître et lui apportent une reconnaissance médicale. Il dénonce le manque de rigueur des démarches diagnostiques, l'incohérence et le danger des traitements proposés. Dans son premier ouvrage, il donne les bases de l'homéopathie, cite Störck[1] et l'emploi « des petites doses » qu'il utilise sans danger. Il est aussi inspiré par Jenner, découvreur du principe de la vaccination qui n'est rien d'autre, à l'époque, que la démonstration expérimentale de la protection de la maladie par l'inoculation d'une maladie similaire à la variole : la vaccine. Hahnemann ne l'ignore probablement pas, car ce principe est en vogue depuis de nombreuses années.

C'est lors de la traduction d'un texte de la *Materia medica* de Cullen en 1790, qu'il énonce pour la première fois le principe de similitude. Mais c'est seulement vingt ans plus tard qu'il développe la théorie de l'homéopathie et qu'il publie en 1810, son ouvrage de référence, l'*Organon de l'art de guérir*, qui connaîtra six éditions différentes, dont la dernière posthume ne paraîtra qu'en 1921.

À partir de 1811, Hahnemann s'installe à Leipzig, reprend avec succès sa pratique médicale et acquiert une grande renommée grâce à ses succès obtenus notamment dans l'épidémie de typhus. En conflit avec des pharmaciens, qui lui reprochent de fabriquer ses médicaments, il quitte

---

1. Célèbre toxicologue de l'époque et recteur de l'université de Vienne.

Leipzig en 1821 et va vivre à Köthen. Il obtient de brillants résultats lors de l'épidémie de choléra de 1831 et apporte son aide à ses confrères, démunis devant cette maladie. Le professeur Mabit, de l'École de médecine de Bordeaux, reconnaît publiquement les succès de sa thérapeutique. En 1833, le premier hôpital homéopathique est ouvert à Leipzig et l'homéopathie commence à s'étendre aux autres pays européens.

En 1834, à soixante-dix-neuf ans, Hahnemann s'installe à Paris et reprend une activité médicale. Il meurt le 2 juillet 1843 à Paris, à l'âge de quatre-vingt-huit ans. Il est enterré au Père Lachaise.

La diffusion de l'homéopathie par l'intermédiaire de ses premiers élèves, et les succès obtenus lors de l'épidémie de choléra ont beaucoup contribué au développement et à la propagation de l'homéopathie. C'est, notamment, à cette occasion qu'elle est introduite en Angleterre, où sera fondé, par la suite, le plus important hôpital homéopathique, *The Royal London Homeopathic Hospital*.

L'HOMÉOPATHIE ET LES AUTRES MÉDECINES NATURELLES

L'homéopathie entre dans le cadre des médecines non conventionnelles, lesquelles correspondent à des thérapeutiques et à des pratiques médicales différentes, des thérapeutiques classiques ou conventionnelles. Ces pratiques médicales recoupent plusieurs ensembles :
- les médecines « traditionnelles », encore très développées en Chine, en Afrique, en Inde, en Amérique latine, et toujours présentes dans les pays développés ;
- les médecines « alternatives » et/ou complémentaires, utilisées par les médecins et différents praticiens ;
- les médecines « douces », ainsi définies par les patients en opposition avec la thérapeutique classique, dont l'efficacité peut s'accompagner d'effets secondaires.

L'OMS, le bureau des médecines alternatives du *National Institute of Health* aux États-Unis, et les commissions de la Communauté européenne emploient le terme de « médecines non conventionnelles » pour désigner ces diverses pratiques médicales.

Ces médecines non conventionnelles sont très différentes les unes des autres. Un bref rappel de la définition des principales utilisées en France vous permettra de les différencier, de saisir la spécificité de l'homéopathie, et de situer sa place dans l'arsenal thérapeutique.

La phytothérapie

Chaque fois qu'un vieillard meurt,
c'est une bibliothèque qui disparaît[1].

La phytothérapie utilise les plantes médicinales pour guérir ou prévenir les maladies. C'est la plus ancienne des thérapeutiques. Elle reste la

---

1. Citation souvent utilisée par Amadou Hampaté Bâ, conteur malien et membre de l'UNESCO.

première médecine au monde, puisque, encore aujourd'hui, 60 % des habitants de la planète utilisent les plantes pour se soigner.

Les propriétés d'une plante résultent de son *totum*, c'est-à-dire de l'association de l'ensemble de ses constituants, dont chacun a des caractéristiques différentes du mélange global. Du fait de sa diversité et de sa richesse, il est actuellement impossible de reproduire chimiquement le *totum* d'une plante pour mimer son activité. Par ailleurs, selon son environnement, la même plante présente des différenciations biochimiques, parfois à l'origine d'indications thérapeutiques différentes ou nouvelles.

Encore absorbées sous forme de tisanes, d'infusions ou de décoctions, les plantes subissent des traitements modernes ; ainsi, dans nos pays, elles sont consommées sous forme de teintures-mères, de gélules, de suspensions, d'extraits ou d'intraits. Le traitement par les plantes implique l'emploi de doses pondérales (mesurées en grammes ou en centigrammes). Ainsi, si vous consommez, à ces dosages, de la prêle, de la silice, de l'harpagophytum, de la passiflore ou de la valériane, vous employez de la phytothérapie et non de l'homéopathie.

Deux spécialités qui correspondent à des modes spéciaux de traitements des plantes en sont issues :

■ *L'aromathérapie* est une thérapeutique utilisant les *huiles essentielles*. L'essence des plantes est obtenue, entre autres, par distillation à la vapeur d'eau des principes odorants et volatils des drogues.

> Certaines huiles essentielles sont toxiques pour le cerveau ; leur utilisation nécessite de sérieuses connaissances dans cette thérapeutique.

■ *La gemmothérapie* emploie des *macérats glycérinés* composés de tissus végétaux très jeunes, en pleine croissance.

La phytothérapie constitue pour de nombreux médecins homéopathes un complément thérapeutique intéressant.

Trois différences la distinguent de l'homéopathie :

■ Première différence : l'homéopathie fait appel non seulement au règne végétal, mais aussi aux règnes animal et minéral.

■ Deuxième différence : les médicaments homéopathiques ont un mode de préparation particulier ; ils sont dilués et dynamisés [2], et disponibles sous une forme qui leur est propre, les granules ou les globules.

---

2. Voir le chapitre sur le médicament homéopathique p. 29.

■ **Troisième différence :** l'homéopathie, du fait des doses employées, n'a pas la toxicité de certaines plantes.

La médecine traditionnelle chinoise

Dans l'esprit chinois, les relations entre les choses, plus que les choses elles-mêmes, ont un sens[3].

La médecine traditionnelle chinoise, médecine de deux milliards d'hommes, comprend plusieurs branches, dont la plus connue en Occident est l'acupuncture — *Zhenjiu*, en chinois.

La médecine chinoise est un système médical à part entière qui comporte — en dehors de l'acupuncture et de la moxibustion[4] — la phytothérapie chinoise, des exercices gymniques et/ou respiratoires, et des règles diététiques et sexuelles. Ces différentes pratiques — toutes complémentaires — ont pour but d'harmoniser, de nourrir le « souffle vital ». Elles reposent toutes sur une vision particulière du corps qui conditionne un abord spécifique du malade à l'origine d'un diagnostic et d'une thérapeutique complètement étrangers à la culture occidentale. C'est la seule médecine, parmi celles développées, qui s'appuie sur un système ancestral vérifié et enrichi depuis des millénaires.

En Occident, du fait des difficultés d'appréhension du mode de réflexion chinois, de l'énorme investissement culturel nécessaire et des difficultés d'approvisionnement en plantes de qualité de ce pays, les praticiens traditionnels de médecine chinoise sont rares. En France, l'acupuncture est la branche la plus introduite et la mieux connue de la médecine traditionnelle chinoise dans les pays occidentaux. Cependant, vous devez garder à l'esprit que cette thérapeutique n'est qu'un des moyens de traitements de la médecine traditionnelle chinoise.

Celle-ci, basée sur la cosmologie chinoise, a sa source dans le *Livre des mutations*, le *Yijing* (Yi King). Elle est fondée sur la vision taoïste du monde dont l'interprétation repose sur le classique intitulé *Huangdi neijing suwen*, Questions fondamentales du classique de l'interne de l'Empereur Jaune.

---

3. Despeux C., « Histoire de la médecine chinoise » in *Acupuncture, Encyclopédie des médecines naturelles*, sous la direction de Pierre Cornillot, Paris, éd. Frison-Roche, 1989.
4. Utilisation de bâtons d'armoise.

C'est pourquoi, les Chinois considèrent que l'homme, le microcosme, est à l'image de l'univers, le macrocosme, et qu'il réalise l'union du ciel et de la terre. Les lois du macrocosme s'appliquent au microcosme et l'un interagit sur l'autre : « L'homme répond au ciel et à la terre » ; il est présenté « comme une miniaturisation de l'univers et univers lui-même, et inversement l'univers est conçu comme un corps humain [5] ».

Toutes les actions thérapeutiques qui en découlent sont basées sur cette notion ; ainsi le Yin et le Yang sont les deux notions essentielles complémentaires et opposées :

- le Yin représente le principe féminin, la lune, la nuit, la notion de vacuité, la matière ;
- et le Yang, le principe masculin, le soleil, la notion de plénitude, l'énergie.

Sur ces deux aspects est aussi fondée la maladie : on parle d'excès ou d'insuffisance de Yin ou de Yang, de matière ou d'énergie, d'un organe ou d'une fonction.

On corrige ces troubles en utilisant la loi des cinq éléments porteurs, chacun, de ces deux caractéristiques Yin et Yang : le Feu engendre la Terre et domine le Métal, la Terre engendre le Métal et domine l'Eau, le Métal engendre l'Eau et domine le Bois, l'Eau engendre le Bois et domine le Feu, le Bois engendre le Feu et domine la Terre.

Pour obtenir ces résultats, on utilise des aiguilles d'acupuncture qui, piquées en différents endroits du corps, provoquent l'action thérapeutique désirée.

---

5. Baryosher-Chemouny M., *La Quête de l'immortalité en Chine*, éd. Dervy, Paris, 1996.

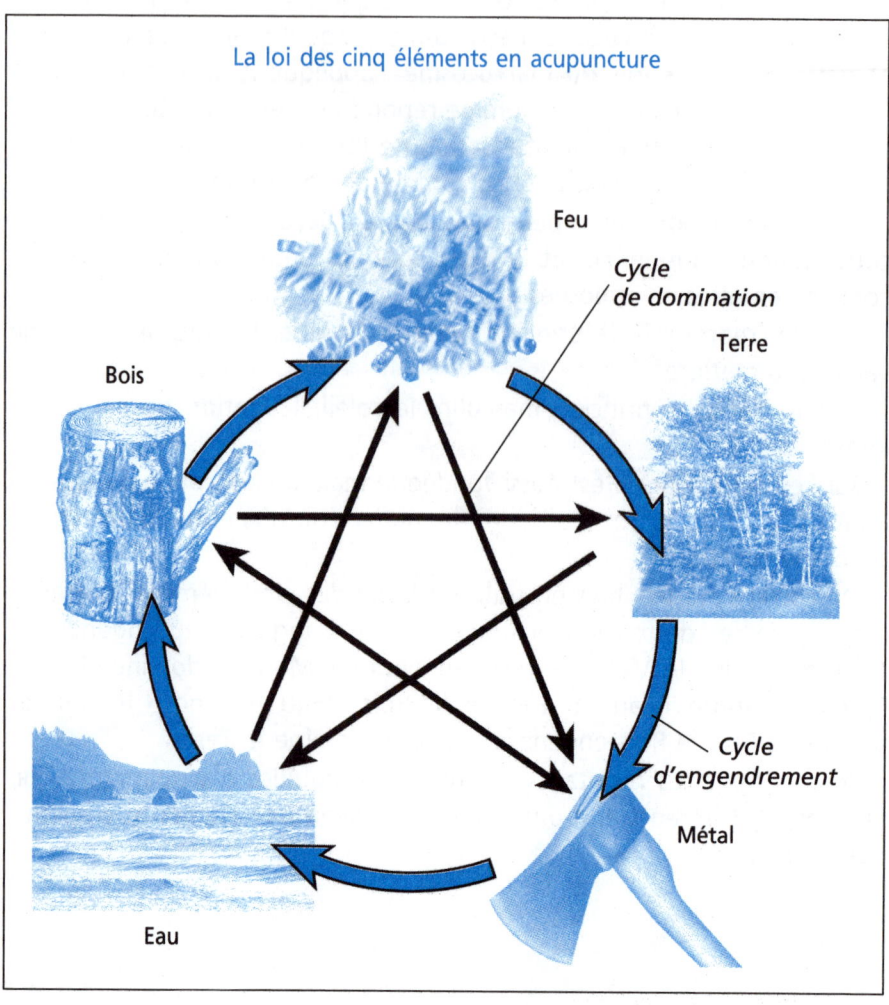

Ainsi, vous l'avez compris, cette médecine est bien différente de l'homéopathie, mais toutes deux se rapprochent par leurs notions respectives de terrain et leurs activités supposées énergétiques. Dans la pratique, de nombreux médecins utilisent en synergie ces deux thérapeutiques pour le plus grand bénéfice des patients.

Les oligo-éléments

Ce sont probablement les médicaments le plus souvent prescrits en complément de l'homéopathie, de la phytothérapie et de l'acupuncture.

Les oligo-éléments, encore appelés éléments trace, sont des éléments chimiques retrouvés en faible quantité ou sous forme de trace dans l'organisme.

Les oligo-éléments font partie, avec les éléments majeurs, de la famille des éléments trace des organismes vivants[6]. Les éléments majeurs représentent près de 99,5 % de la masse d'un homme. Il s'agit de l'oxygène (O_2), du carbone (C), de l'hydrogène (H), de l'azote (N), du calcium (Ca), du phosphore (P), du sodium (Na), du potassium (K), du chlore (Cl), du soufre (S) et du magnésium (Mg).

Les oligo-éléments proprement dits sont nombreux ; on distingue :

- Les oligo-éléments indispensables ou essentiels, dont le métabolisme est connu. Le trouble fonctionnel qui résulte de leur carence est corrigé par leur apport à dose physiologique. C'est le cas du cuivre, du manganèse, du sélénium, du zinc, de l'iode, du cobalt et du fer.
- Les oligo-éléments utiles aux métabolismes mais dont le mode d'action n'est pas précisément élucidé. Il s'agit du chrome, de l'étain, du fluor, du nickel, du silicium, du vanadium.
- Les oligo-éléments rencontrés fréquemment mais dont le rôle biologique n'est pas, dans l'état actuel de nos connaissances, identifié. Ce sont presque tous les éléments chimiques restants.

En fait, ces groupes fluctuent au gré des progrès de la science et d'une plus grande compréhension du métabolisme des oligo-éléments.

La métallothérapie en thérapeutique classique

Ces oligo-éléments sont utilisés à doses pharmacologiques de l'ordre du milligramme. Les indications des oligo-éléments sont loin d'être mineures. Par exemple, en traitement préventif, des prises quotidiennes de sélénium de 200 µg réduisent de 60 % la fréquence des cancers de la prostate et diminuent de 45 % la mortalité globale due aux cancers[7]. Une supplémentation en sélénium favorise l'équilibre de la glycémie

---

6. Chappus P., *Les Oligo-éléments en médecine et biologie*, éd. Lavoisier Tec&doc, Paris, 1991, 653 p.
7. Favier A., *Sélénium et santé*, La lettre d'information scientifique n° 3, p. 3, décembre 1998.

chez les diabétiques, son association avec du zinc augmente l'immunité des sujets âgés (étude SUVIMAX).

Il existe de multiples interactions entre les oligo-éléments et les vitamines. Ainsi, le fer empêche l'absorption du zinc et réciproquement. Le fer diminue les réserves en magnésium et en vitamine E de l'organisme.

En outre, pour certains oligo-éléments, la barrière entre seuil toxique et seuil efficace est parfois très proche, comme c'est le cas pour le fluor[8].

La plupart des oligo-éléments sont des métaux, dont les principaux sont :
- le cuivre utilisé dans les infections ;
- le lithium dans les états nerveux ;
- le cobalt dans les problèmes cardiaques et dans le diabète ;
- le magnésium dans les spasmophilies ;
- l'or dans les douleurs rhumatismales, etc.

À ces doses, ces médicaments n'ont pas d'effets toxiques.

En oligothérapie

Les oligo-éléments ont longtemps été utilisés par les seuls médecins de terrain. L'oligothérapie, thérapeutique qui en découle pour ces derniers, a été mise au point par Jacques Ménétrier au milieu du XXe siècle à partir des travaux scientifiques de Gabriel Bertrand. Sa caractéristique principale est l'emploi des oligo-éléments à petites doses — de l'ordre du millionième de gramme — sous forme biologiquement disponible[9]. Cette thérapeutique a été conçue dans un but de rééquilibration des fonctions de l'organisme pour guérir et prévenir les maladies dites *fonctionnelles*. Ces dernières concernent « la majorité des malades qui ne jouissent pas de la santé parfaite qu'il faut protéger, et qui ne subissent pas la maladie évoluée qu'il faut combattre[10] ». C'est un état qui résulte d'anomalies de fonctionnement réversibles s'exprimant cliniquement, le plus souvent, de façon discrète. Elles ne créent pas de lésions organiques, mais peuvent provoquer une diminution des fonctions biologiques à l'origine de l'installation de pathologies chroniques.

---

8. Chappus P., *ibid.*, pp. 239-246.
9. Pour être utilisable pour l'organisme, un oligo-élément doit arriver à son site d'action, c'est-à-dire être biodisponible.
10. Ménétrier J., *La Médecine fonctionnelle, introduction à une psychophysiologie expérimentale*, Le François, Paris, 1967, p. 29.

Dans ce cadre, Ménétrier, en s'appuyant sur l'observation clinique, a conçu la médecine *fonctionnelle* afin « d'établir une science des "terrains" et des réceptivités organiques aux maladies [11] ». Il a décrit des syndromes réactionnels auxquels il a relié pour chacun un ensemble d'oligo-éléments susceptibles de soigner la totalité des symptômes de chaque syndrome.

L'oligothérapie ne doit pas être confondue avec la métallothérapie (voir page 25) qui emploie les oligo-éléments à doses pharmacologiques. Ses indications ne recoupent pas nécessairement celles de l'oligothérapie. L'emploi des oligo-éléments en nutrithérapie est aussi différent, celle-ci visant à corriger des carences nutritionnelles.

Actuellement, l'utilisation des éléments trace ne se limite pas seulement au traitement des maladies fonctionnelles, mais intervient dans des pathologies dont le caractère organique est reconnu. Les oligo-éléments sont rarement des traitements de maladies aiguës, ils agissent plutôt en prévention et en traitement de terrain.

Certains des médicaments utilisés en homéopathie sont aussi des métaux, tels *Cuprum metallicum*, le cuivre, *Aurum metallicum*, l'or, *Ferrum metallicum*, le fer, *Cobaltum*, le cobalt, *Zincum metallicum*, le zinc. Cependant, les indications de ces médicaments et des oligo-éléments sont différentes ; elles reposent, pour l'homéopathie, sur l'expérimentation de l'homme sain et celle de l'homme malade. De plus, les oligo-éléments ont un mode de préparation classique alors que les médicaments homéopathiques doivent être dilués et dynamisés [12].

La nutrithérapie

La nutrithérapie agit en apportant des micronutriments à l'organisme dans le but de prévenir une maladie, voire de compléter et de parfaire le traitement de certains états pathologiques. Cette discipline s'appuie sur la nutrition et la complémentation par divers micronutriments. Ces derniers regroupent les vitamines, les acides gras, les éléments trace et les acides aminés qui, pour la majorité, sont dits *essentiels* car ne pou-

---

11. Ménétrier J., *ibid.*, p. 51.
12. Voir le chapitre sur le mode de préparation du médicament homéopathique, p. 30.

vant être synthétisés par l'organisme et devant être apportés par l'alimentation.

Il existe quatre familles de micronutriments :

■ Les minéraux, dans lesquels on classe les oligo-éléments que nous avons évoqués précédemment.

■ Les vitamines, au nombre de treize, sont divisées en deux groupes : les vitamines liposolubles (vitamines A, D, E et K) et les vitamines hydrosolubles (les huit vitamines du groupe B et la vitamine C).

■ Les acides gras polyinsaturés essentiels, subdivisés en deux familles : l'une dérivant de l'acide linoléique dite ω6 (huiles végétales), l'autre issue de l'acide αlinolénique ω3 (huiles de poisson).

■ Les acides aminés essentiels : l'isoleucine, la leucine, la lysine, la thréonine, le tryptophane, la valine, la méthionine, la phénylalanine.

Les posologies quotidiennes, selon les nutriments, varient du microgramme au gramme, en général. Dans la lutte contre la douleur, des doses plus fortes peuvent être employées.

La prise de micronutriments peut aussi compléter l'alimentation normale et contribuer au maintien de l'état de bonne santé. Chez le sujet malade, une complémentation adaptée de micronutriments augmente les chances de succès des traitements entrepris, y compris homéopathiques.

LE MÉDICAMENT HOMÉOPATHIQUE

Sa composition, les matières premières utilisées

Les matières premières proviennent de tous les règnes de la nature : animal, végétal ou minéral.

Les substances d'origine végétale

Ce sont les matières premières les plus utilisées en homéopathie. Environ 1 500 sont à l'origine des médicaments homéopathiques. Selon les espèces, diverses parties de la plante sont utilisées, comme les organes souterrains pour *Actea racemosa*, la graine et son tégument pour *Æsculus hippocastanum*, le bulbe pour *Allium cepa*, le suc des feuilles pour *Aloe*, etc., ou la plante entière pour *Aconitum napellus*, *Arnica montana* ou *Belladonna* par exemple.

Les substances d'origine animale

Les souches d'origine animale concernent :
– l'animal entier, telles l'abeille *(Apis mellifica)*, la fourmi rouge *(Formica rufa)*, la cochenille *(Coccus cacti)* ;
– une partie ou une sécrétion d'un animal, tel l'ambre gris, *Ambra grisea*, qui est une concrétion intestinale de cachalot ; ou *Vipera*, la vipère, dont le venin est utilisé dans le médicament homéopathique ;
– des micro-organismes (appelés *biothérapiques*) dérivés du bacille tuberculeux *Aviaire*, *Tuberculinum* ou *TK*, *Tuberculinum residuum* ou *TR* ; *VAB*, le BCG, issus de bactéries pathogènes prélevées sur l'homme ou l'animal, *Anthracinum*, qui résulte de la lyse de foies de lapins auxquels a été inoculé le charbon.

Les substances d'origine animale répondent strictement à la réglementation en vigueur concernant la sécurité virale et portant notamment sur l'interdiction des souches d'origine bovine.

Les substances d'origine minérale

Les souches d'origine minérale proviennent :
- de corps naturels tels le sel de mer *(Natrum muriaticum)*, la nacre de la coquille d'huître *(Calcarea carbonica)*, la silice *(Silicea)* ou le pétrole *(Petroleum)* ;
- de corps composés définis par leur mode de préparation, c'est le cas de *Causticum*, mélange de chaux et de bisulfate de potasse, ou celui d'*Hepar sulfur*, mélange de calcaire d'huître ou de fleur de soufre purifiée.

On classe dans cette catégorie des substances purement chimiques, comme le soufre, *Sulfur*, l'iode, *Iodum*.

Les substances d'autres origines

Dans ce groupe sont réunis les *biothérapiques*, déjà décrits, ainsi qu'une classe particulière de ceux-ci, les *isothérapiques*, qui sont des substances apportées par le malade. Ils proviennent, par exemple, d'allergènes très variés, tels les pollens, les plumes d'animaux, les poils de chat, les poussières de maison, ou de produits issus de l'environnement professionnel (peintures, ciments, vernis, etc.) ou personnel (produits ménagers, de toilette, vêtements) du malade.

Son mode de fabrication : de la matière première au médicament homéopathique

La transformation de la matière première

Les matières premières arrivent dans les laboratoires homéopathiques à l'état brut. Elles sont transformées en souches homéopathiques, c'est-à-dire en substances de base qui serviront de point de départ à la fabrication du médicament homéopathique.

Les substances de base sont :
- Pour les matières premières solubles, des teintures-mères, c'est-à-dire des solutions liquides provenant de la macération dans l'alcool et/ou dans l'eau distillée de matières premières naturellement solubles. C'est le cas des plantes, des animaux et des substances minérales solubles.
- Pour les matières premières insolubles, des poudres obtenues par trituration, c'est-à-dire par broyage de la substance, seule ou dans du

lactose. La souche est ensuite déconcentrée jusqu'à l'obtention du seuil de solubilité (généralement 4 CH) qui permet de préparer la première dilution liquide. C'est le cas des substances minérales insolubles.

La préparation des dilutions, la spécificité du médicament homéopathique

Une fois les matières premières transformées en souches homéopathiques, celles-ci sont déconcentrées jusqu'à l'obtention des dilutions souhaitées.

Les déconcentrations successives de la souche permettent d'obtenir le niveau de dilution souhaité. Le principe est simple : il consiste à diluer dans un flacon une unité de la substance de départ dans 99 parties d'alcool pour obtenir la 1 CH, ce qui signifie la *Centésimale Hahnemannienne*. Puis de diluer à nouveau, dans un autre flacon, une unité de la 1 CH dans 99 parties d'alcool pour obtenir la 2 CH, etc.

Autrement dit, il y a 1 % de la substance de départ dans la 1 CH, 1 pour 10 000 dans la 2 CH, 1 pour 1 000 000 dans la 3 CH, etc.

Quand les déconcentrations se font sur un mode décimal, une unité de la substance de départ est diluée dans neuf parties de solvant. La 1 DH, *Décimale Hahnemannienne*, ou XH ou X est ainsi obtenue.

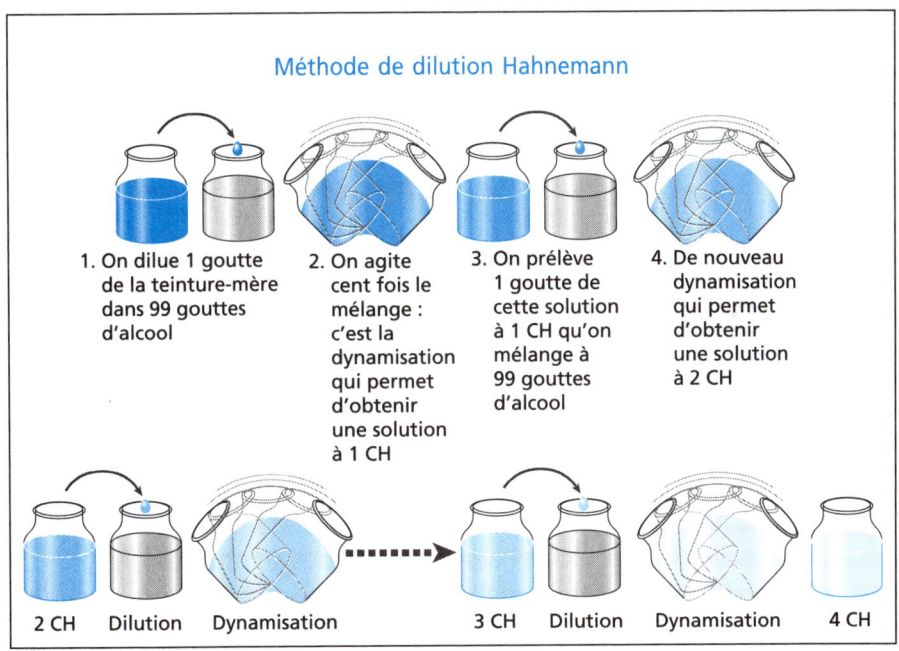

Méthode de dilution Hahnemann

1. On dilue 1 goutte de la teinture-mère dans 99 gouttes d'alcool
2. On agite cent fois le mélange : c'est la dynamisation qui permet d'obtenir une solution à 1 CH
3. On prélève 1 goutte de cette solution à 1 CH qu'on mélange à 99 gouttes d'alcool
4. De nouveau dynamisation qui permet d'obtenir une solution à 2 CH

2 CH — Dilution — Dynamisation — 3 CH — Dilution — Dynamisation — 4 CH

Entre chaque dilution a lieu la dynamisation de la souche homéopathique. C'est une opération spécifique qui consiste en l'agitation et le frottement de la souche sur les parois du récipient. Elle s'effectue mécaniquement au moyen d'un appareil qui garantit un temps et un nombre de dynamisations précis et constants (100 en France). Cette étape capitale, indispensable à l'activité et à la fabrication du médicament homéopathique, est une de ses spécificités.

Le processus de fabrication se termine par l'imprégnation, c'est-à-dire la pulvérisation de la solution diluée et dynamisée sur des granules ou des globules. Ces derniers, composés de lactose et de saccharose sont conditionnés, dans leur forme définitive, dans des tubes-granules ou des doses-globules.

Les différentes formes du médicament homéopathique

Le médicament homéopathique a une forme originale, le granule et le globule, que l'on ne retrouve dans aucun médicament allopathique.

Les tubes-granules, les doses-globules et les doses-ampoules buvables

Les granules sont de petites sphères de lactose et de saccharose de 50 mg ; les globules pèsent 5 mg et sont environ dix fois plus petits que les granules.

Ces deux formes ont des fonctions différentes.

	Le tube-granules	La dose-globules
Utilisation	Quotidienne	Rarement quotidienne Souvent hebdomadaire ou mensuelle
Quantité	Par deux, trois granules	Le tube entier en une seule fois

Les autres formes médicamenteuses :

Il existe d'autres formes couramment utilisées en homéopathie :
– la forme en gouttes, pour l'emploi direct des teintures-mères ;
– la trituration, qui correspond aux formes poudres et à la prescription des souches insolubles en basses dilutions ;

– les ampoules buvables, les ampoules injectables (sauf pour les isothérapiques), les comprimés, les pommades, les suppositoires ;
– les préparations magistrales utilisées dans les indications de drainage et dans des complexes renfermant plusieurs médicaments homéopathiques.

Nous verrons au chapitre « Comment choisir les médicaments de vos enfants » (page 50) l'usage et l'emploi spécifiques de ces différentes formes chez le nourrisson et l'enfant.

LE « TERRAIN » DE VOTRE ENFANT

Bien comprendre la notion de terrain

Face à une maladie, Hahnemann a constaté la diversité des réactions individuelles. La notion de terrain a été ensuite développée à partir de l'expérience clinique de générations de médecins homéopathes. Actuellement, elle est comprise comme une éventualité ou une possibilité de réaction de l'individu sain face à la maladie. Les terrains correspondent à des modes de réaction généraux de l'organisme face à la maladie. Ils sont « spontanés » ou consécutifs à des agressions diverses. Ils varient en fonction de l'individu et de la maladie.

Les terrains ne reflètent pas des « maladies homéopathiques » mais des groupes pathologiques dans lesquels le patient a le plus de « chance » d'évoluer.

L'analyse du terrain permet d'envisager la singularité des réactions générales de l'individu. Pour cela, le médecin homéopathe s'appuie sur les caractéristiques des sujets prédisposés, les facteurs déclenchants, les signes généraux et une vision des maladies des patients dans le temps. Ce dernier aspect permet de mieux appréhender la succession, l'alternance ou la récidive des maladies au cours de la vie du malade.

La connaissance des terrains permet de classer les médicaments par groupe, ce qui facilite leur recherche. Ainsi, le malade présente un ensemble de symptômes que le médecin homéopathe regroupe, analyse et classe dans un grand mode réactionnel afin de choisir le ou les médicaments homéopathiques adaptés le plus exactement possible à la maladie et aux signes de réaction de l'individu malade.

L'homéopathie distingue quatre grands modes réactionnels généraux : la psore, la sycose, le tuberculinisme, le luétisme, auxquels sont associés des groupes de médicaments correspondants.

Les principaux terrains de l'enfant

La psore

Chez l'enfant, la psore se manifeste très tôt. Le nourrisson, tantôt gras, tantôt maigre, a, dès la naissance, une peau sèche ou malsaine. Ensuite, dès les premiers mois, apparaissent des manifestations allergiques, notamment l'eczéma, auxquelles s'ajoutent des signes d'éliminations digestives (intolérances alimentaires, diarrhées) ou des troubles respiratoires (rhinites, bronchites asthmatiformes). Ces maladies traînantes demandent une longue convalescence. L'enfant ne supporte pas les médicaments classiques tels les antibiotiques, l'aspirine, la cortisone, etc. ; ses parents présentent eux-mêmes des allergies.

Plus tard, il se plaint souvent de fatigue, a du mal à se réveiller le matin ou présente des coups de pompe en fin de matinée ou d'après-midi. Il a tantôt trop chaud, tantôt trop froid ; il n'aime pas l'eau et refuse, dès que possible, de se laver malgré une odeur douteuse du corps. Sa peau le démange facilement, les petites plaies qu'il se fait cicatrisent mal. Il est sujet aux mycoses et son eczéma a tendance à récidiver. Très attiré par les sucreries, il mange généralement trop. Il a facilement des vers ou d'autres parasites. De nature triste ou plutôt renfermée, et de caractère raisonnable, il est très affectueux avec sa mère et craint son père.

Les caractéristiques de l'enfant psorique

- L'enfant psorique est prédisposé :
– aux maladies de peau ;
– aux manifestations allergiques (asthme, eczéma, rhinite) ;
– aux infections respiratoires.
- Les principaux médicaments sont :
– *Sulfur*,
– *Hepar sulfur*,
– *Psorinum*,
– *Calcarea carbonica*,
– *Nux vomica*.

La sycose

Comme pour la psore, la sycose est mise en jeu rapidement. En effet, sa survenue est favorisée d'une part, par la vie en collectivité (crèche), précoce pour la majorité des enfants, et d'autre part, par la prescription répétée ou systématique de certains médicaments (antibiotiques, spray de cortisone). Ces facteurs sont à l'origine de la survenue et/ou de la pérennisation des rhinopharyngites auxquelles ces enfants sont naturellement enclins. La recrudescence de l'asthme ou de bronchites asthmatiformes chez les petits enfants, avec son corollaire actuel : la prescription systématique de spray de cortisone, favorise aussi la mise en jeu de la sycose. De même, les enfants « sycotiques » vaccinés trop tôt et trop souvent réagissent mal aux vaccinations.

Plus grands, ils supportent mal l'humidité, s'enrhument facilement, mais se sentent mieux au bord de la mer.

Plutôt gras ou trapus, ils mangent beaucoup, grossissent aisément, ont de nombreuses verrues. Ils peuvent avoir la peau grasse et transpirer des aisselles et du pubis. De caractère inquiet, ils ruminent leurs soucis et leurs devoirs en particulier, ils « s'accrochent » pour réussir. Ils n'aiment pas la nuit et ont tendance à se coucher tard.

Les caractéristiques de l'enfant sycotique

- L'enfant sycotique est prédisposé :
– aux infections rhinopharyngées récidivantes et tenaces ;
– à fabriquer des verrues ;
– à l'aggravation générale par temps humide.
- Les principaux médicaments sont :
– *Thuya occidentalis*,
– *Medorrhinum*,
– *Natrum sulfuricum*.

Le tuberculinisme

Les enfants prédisposés ont dès la naissance un aspect longiligne, ils sont enclins à des infections à répétition. Ils ont souvent des affections ORL (otites, sinusites, rhinopharyngites, bronchites, trachéites) et des pics de fièvre inexpliqués, souvent présentés comme des poussées de croissance. Ils peuvent aussi faire de l'asthme ; ils saignent fréquemment du nez.

Ces enfants deviennent grands, nerveux, hypersensibles, et vite fatigables. Ils ont bon appétit, mais ne grossissent pas et restent maigres. Ils sont frileux, et cependant, n'aiment pas la chaleur. Ils ne supportent pas de manquer d'air ; ils se sentent moins bien au bord de la mer qu'à la montagne. Les petites filles ont souvent des pertes blanches et des troubles des règles à l'adolescence ; la présence de marbrures aux jambes et de veines apparentes marque les premiers troubles veineux.

Ils sont vifs d'esprit, brillants, mais s'épuisent vite, ayant souvent du mal à terminer leur trimestre à l'école. Ils sont très affectueux, romantiques, mais aussi très émotifs et facilement anxieux. Leur sommeil est régulièrement perturbé par des cauchemars. Une peur des chiens est parfois observée.

> **Les caractéristiques de l'enfant tuberculinique**
>
> • L'enfant tuberculinique :
> – est hypernerveux, plutôt grand, maigre, se fatiguant très vite ;
> – a eu des maladies infectieuses ou virales ;
> – a tendance aux infections à répétition (surtout ORL et respiratoires, ou génitales).
> • Les principaux médicaments sont :
> – *Calcarea phosphorica*,
> – *Pulsatilla*,
> – *Natrum muriaticum*,
> – *Silicea*,
> – *Phosphorus*,
> – *Tuberculinum*.

Le luétisme

Ces enfants peuvent avoir de petites malformations, tels des yeux vairons, de couleurs différentes, des genoux qui se touchent *(genu valgum)*, des pieds plats, des ligaments hyperlaxes (trop souples) et des anomalies dentaires.

Leur développement psychomoteur est souvent retardé. Ils marchent et parlent tard. Ils ont peur de la nuit, dorment mal, ont un sommeil perturbé et font longtemps pipi au lit.

L'enfant et l'adolescent ont des troubles caractériels. À l'école, ils sont très dissipés et très remuants : ils sont incapables d'avoir une activité régulière ; ils travaillent trop ou ne font rien. D'une intelligence précoce, retardée ou dissociée, ils ont par exemple des difficultés en mathématiques contrastant avec une imagination créatrice gâchée par un jugement déficient.

Ils ne font rien avec mesure, sont capables d'une grande résistance contrastant avec des périodes prolongées d'inactivité.

Parfois, ces enfants prennent un malin plaisir à faire souffrir les animaux. Quand ils sont adolescents, il faut les entourer et surveiller leurs fréquentations, car ils peuvent être attirés par les drogues (tabac, alcool, cannabis, etc.). L'inadaptation peut aussi se manifester par des fugues et de la délinquance.

> **Les caractéristiques de l'enfant luétique**
>
> • L'enfant luétique peut être :
> – un enfant agité, se tordant les pieds facilement, ayant des insomnies et des difficultés scolaires ;
> – un enfant dont la maman a eu des infections virales pendant la grossesse.
> • Les principaux médicaments sont :
> – *Luesinum*,
> – *Mercurius solubilis*,
> – *Argentum nitricum*,
> – *Baryta carbonica*.

Les constitutions et le type sensible

Selon les époques et les évolutions de l'homéopathie, deux concepts sont venus compléter la notion de terrain :

■ *Le type sensible* qui traduit la réceptivité particulière d'un sujet à une substance ; certains sujets, plus sensibles que d'autres, développent plus de signes. Cette sensibilité varie en fonction des substances étudiées sur les individus, certains réagissant plus à l'une qu'à l'autre. Ainsi, l'expérimentation d'une substance déclenche les signes habituels du médicament homéopathique, sauf chez les sujets dits « sensibles », qui développent pour un même produit, plus de signes homéopathiques que les autres.

■ *La biotypologie*, qui suggère l'existence de rapports possibles entre la morphologie, des fonctions biophysiologiques et un comportement psychologique. Cette biotypologie aboutit à des classements de l'être humain sans référence à l'homme malade. Elle existait à une époque où les médecins pensaient que les constitutions permettraient, à partir des caractéristiques morphologiques et comportementales de l'individu, de prévoir les prédispositions pathologiques des individus.

La constitution d'un sujet — c'est-à-dire, par exemple, son aspect longiligne ou massif — peut tout au plus être rattachée à certains remèdes homéopathiques.

COMMENT CHOISIR VOTRE MÉDECIN ?

Le choix du médecin homéopathe, généraliste ou pédiatre, repose avant tout sur le contact et le degré de confiance établi avec celui-ci.

Confier notre enfant à un étranger, lui mettre entre les mains ce qui est, pour nous parents, le bien le plus précieux, ne se fait pas sans quelques appréhensions. Le médecin doit savoir se montrer digne de la confiance que les parents lui accordent et gagner celle des enfants, qui est plus intuitive.

La consultation en homéopathie, comme en allopathie, se déroule en deux temps : l'interrogatoire et l'examen clinique du malade. Quand le médecin homéopathe a établi un diagnostic médical classique, il recherche des informations cliniques complémentaires significatives pour la découverte du ou des médicaments.

La consultation est un dialogue permanent avec le patient, au cours duquel s'intercale l'examen physique du malade. Ce dialogue est le temps fondamental de la consultation qu'il introduit et conclut. Il doit être rigoureux, précis et mené avec compétence pour aboutir rapidement au diagnostic. Dans ce but, un médecin attentif, à l'écoute de son malade, lui montrant de l'intérêt, crée aisément un climat de confiance et une relation privilégiée qui facilitent la découverte de la maladie.

La consultation de l'enfant est différente, car les parents en sont les principaux interlocuteurs et cela jusqu'à un « âge avancé » de l'enfance. L'inquiétude des parents, à tort ou à raison, doit être prise en compte par le médecin, car ils sont les meilleurs observateurs du comportement et des réactions de leurs enfants. C'est pourquoi, le médecin doit relever les remarques et rassurer ou au contraire encourager les parents à poursuivre leurs observations, avant d'entamer, éventuellement, des examens complémentaires.

À la fin de sa consultation, le médecin homéopathe emploie préférentiellement sa thérapeutique, mais recourt éventuellement aux autres — dont, bien entendu, l'allopathie ou la chirurgie — si cela est nécessaire. Pour aboutir à la prescription, il regroupe les signes réunis et les confronte aux modes réactionnels généraux. La connaissance de ceux-ci, indispensable dans les maladies chroniques, se révèle toute relative dans les affections aiguës, sauf si celles-ci surviennent sur un terrain particulier.

La consultation permet donc au médecin homéopathe, outre le diagnostic, de reconnaître les signes homéopathiques et de les intégrer dans des modes réactionnels dans un but thérapeutique.

> Ainsi, la démarche du médecin homéopathe est celle de tout clinicien, seule son approche thérapeutique diffère.

LES RÉPONSES À VOS QUESTIONS

« Peut-on vacciner mon enfant par homéopathie ? »

Non, il n'est pas possible de vacciner votre enfant par homéopathie. La vaccination, au sens pasteurien du terme, suppose la production d'anticorps après injection d'antigène. En revanche, il existe des traitements homéopathiques préventifs qui évitent certaines maladies comme les infections ORL à répétition, très fréquentes chez l'enfant.

« L'homéopathie peut-elle faire maigrir ? »

Non, l'homéopathie ne fait pas maigrir. Seul un régime ou, plus exactement, un changement des habitudes alimentaires et un suivi médical sérieux permettent d'obtenir un résultat. Un traitement homéopathique personnalisé, en traitant les troubles coexistant à l'obésité, apporte un meilleur confort à l'enfant et a un effet bénéfique sur la réduction pondérale.

Pour le nourrisson, l'excès pondéral est toujours dû, sauf dans de rares cas, à une suralimentation des parents qui confondent souvent, pour des raisons culturelles, « gros bébé » et « bonne santé ». Si vous vous faites plaisir devant l'aspect joufflu, grassouillet et bonhomme de votre bébé, sachez que vous risquez d'obérer son avenir et de lui créer plus de problèmes de santé que de les prévenir.

« L'utilisation régulière de granules homéopathiques chez les enfants ne risque-t-elle pas de provoquer des caries ? »

Non, dans les maladies aiguës qui durent d'ordinaire moins de 8 jours et dans les maladies chroniques pour lesquelles les traitements sont plus longs, la prise des granules ne provoque pas de caries. Généralement, il est conseillé de prendre les granules un quart d'heure avant de se brosser les dents, ou avant de dîner si le malade ne prend pas d'autres médicaments à ce moment.

« Lors d'un traitement, les symptômes peuvent-ils être aggravés ? »

En règle générale, il n'y a pas d'aggravation au commencement d'un traitement homéopathique. Passagèrement, dans des circonstances particulières ou sur certaines personnes, peuvent se produire des manifestations ressenties par le malade comme des aggravations. En réalité, elles traduisent des réactions exacerbées de l'organisme au traitement. La prudence est donc de mise dans des maladies pouvant réagir fortement, tel l'asthme, car elles peuvent susciter de violentes réactions, si le traitement est mal conduit. De même, l'emploi imprécis de certains médicaments peut provoquer des complications dans les infections survenant dans des cavités fermées, tels les sinus.

Parfois, si l'enfant est très sensible au médicament homéopathique, les symptômes sont aggravés temporairement ; et parfois, d'autres symptômes dont le malade n'avait pas parlé au médecin disparaissent. Si tel est le cas pour votre enfant, c'est qu'il est « bon répondeur » ou « type sensible ». Parlez-en à votre médecin qui adaptera la posologie.

Attention !

Suivez les prescriptions de votre médecin, ne prolongez pas inconsidérément le traitement homéopathique de votre enfant sous prétexte qu'il soulage ses maux. Évitez cette erreur, car la poursuite intempestive d'un traitement provoque parfois une réactivation des symptômes et les sujets très sensibles peuvent développer, certes très rarement, une pathogénésie, c'est-à-dire produire les mêmes signes de maladie que le médicament pourrait guérir. Or une des grandes règles de l'homéopathie est d'espacer les prises des médicaments à mesure que la maladie régresse. Ne poursuivez donc pas le traitement sans avis médical.

« Un traitement homéopathique est-il toujours long et complexe ? »

En règle générale, non. En fait, tout dépend de la maladie pour laquelle il est prescrit. Si la maladie est chronique, le traitement peut être contraignant, d'autant qu'il est associé souvent à un traitement allopathique.

Dans les maladies chroniques, les prises de médicaments sont limitées au réveil et au coucher, plus rarement avant le déjeuner et avant le dîner. Parfois le médecin recommande la prise supplémentaire d'une dose le dimanche. Habituellement, le traitement expliqué clairement est facile à suivre.

Dans les maladies aiguës — angine, grippe, mal de ventre, diarrhée, etc. — le traitement est aussi court qu'en allopathie. Les prises sont plus fréquentes les 2 ou 3 premiers jours : le matin, le midi, le soir, au milieu de la matinée et de l'après-midi. Ensuite, la posologie est de 3 fois par jour. Dans les maladies bénignes ne nécessitant pas un maintien à domicile, telles les rhinopharyngites, la nécessité de prendre fréquemment les médicaments peut constituer une gêne à l'observance du traitement, notamment chez les petits enfants scolarisés. Dans les autres cas, les enfants malades restent chez eux.

VOUS VOULEZ SOIGNER VOUS-MÊME VOTRE ENFANT : CINQ RÈGLES D'OR

1. Vos enfants sont l'objet de toutes vos attentions. Alors, vous ne supportez plus qu'ils prennent des antibiotiques au moindre rhume, et vous en avez assez des rhinopharyngites, bronchites ou otites qui se répètent tous les huit jours. Et c'est souvent à ces occasions que vous découvrez l'homéopathie, mais c'est progressivement que vous explorerez ses champs d'action et son intérêt dans des domaines différents, tant dans les maladies aiguës que chroniques.

2. La pratique de l'homéopathie auprès des enfants nécessite un effort d'observation auquel vous n'êtes pas forcément habitué. Par exemple en cas de fièvre, pour savoir si votre bébé a soif, présentez-lui le biberon souvent et constatez sa réaction. Pour savoir s'il a trop chaud, remarquez s'il repousse les draps, s'il transpire facilement. Observez ses réactions dans le bain : s'il a des frissons facilement, s'il apprécie le bain chaud ou pleure dès que celui-ci se refroidit, etc.

3. De prime abord, il n'est pas toujours facile de trouver le ou les médicaments pour soigner un rhume ou une angine. Une certaine habitude et une initiation par votre médecin homéopathe sont souvent nécessaires. Mais rassurez-vous, l'apprentissage se fait rapidement, et vous reconnaîtrez d'autant plus vite les signes importants que vous pratiquerez. À cet égard, les mères de famille entraînées nous étonnent toujours par la qualité de leurs observations et de leurs remarques.

4. Par ailleurs, chez l'enfant la prise des granules est différente. Chez le nourrisson, avant six mois, les granules sont fondus dans un fond de biberon d'eau pour être absorbés. Entre six mois et un an, les granules peuvent être donnés un par un dans la bouche (voir page 55).

5. L'automédication de vos enfants doit être prudente et réfléchie. Tenez compte de toutes les mises en garde énoncées pour chaque maladie traitée dans cette partie. Consultez au moindre doute et d'autant plus rapidement chez les bébés avant un an. Méfiez-vous particulièrement des diarrhées et des vomissements avec leur risque de déshydratation chez le nourrisson, ainsi que des risques de convulsions chez le petit enfant fiévreux. Une règle générale : si vous avez la moindre inquiétude, quels que soient les symptômes, n'attendez jamais pour consulter.

C'est pourquoi, avant de vous expliquer comment choisir les médicaments, il nous semble important de fixer les limites que vous ne devez pas dépasser quand vous soignez seul vos enfants, et de répondre aux questions les plus courantes que vous vous posez.

LES LIMITES DE L'AUTOMÉDICATION

Mise en garde

La première règle consiste à fixer les limites d'utilisation de ce guide, car l'automédication ne devient dangereuse que si l'on feint d'ignorer ou si l'on surestime ses propres limites. Généralement, quand l'automédication concerne leur enfant, les parents sont assez prudents et attentifs. Ils bénéficient souvent d'un sixième sens qui les alerte et leur fait consulter leur médecin.

Le but de cet ouvrage est de vous amener progressivement à utiliser seul et sans danger l'homéopathie dans les affections bénignes de votre enfant. Cependant, n'hésitez jamais à solliciter l'avis de votre médecin, à l'interroger. Consultez-le d'emblée au moindre doute ou à la moindre inquiétude. Il vaut toujours mieux trop tôt, que trop tard.

La culture médicale que vous acquerrez, ou que vous avez déjà, s'enrichira par la lecture de cet ouvrage, par l'observation de votre enfant, par l'expérience personnelle, et l'échange avec votre médecin homéopathe. C'est pourquoi, tout au long de ce livre, seront indiqués, d'une part les conseils de bon sens pour vous aider à prendre la bonne décision, et d'autre part, les signaux devant vous alerter au moindre obstacle et vous amener à consulter.

Nous tenons aussi à souligner que ce guide traite en priorité des maladies bénignes, et vous informe des affections du ressort de l'homéopathie. Il associe, en fonction des pathologies, les règles d'hygiène, les conseils alimentaires ou autres renseignements qui peuvent vous aider à parvenir à une meilleure qualité de vie.

Soyez plus vigilant qu'à l'accoutumée, si vous décidez de soigner seul votre enfant. Le bon sens et un minimum de culture médicale doivent vous guider.

> **Attention !**
>
> • Vous devez absolument respecter les mises en garde spécifiques à chaque maladie indiquées à la rubrique thérapeutique et bien repérer les signaux qui doivent vous faire consulter le médecin.
> • Vous devez consulter :
> – si l'état de votre enfant ne s'améliore pas rapidement, dans une maladie aiguë ou si les troubles sont inhabituels, et ce d'autant que l'enfant est petit ;
> – si le traitement poursuivi n'améliore pas l'état de votre enfant ;
> – si votre enfant est atteint d'une maladie grave ou chronique, car la mise en route d'un traitement de terrain nécessite une connaissance approfondie de l'homéopathie. Surtout n'arrêtez pas son traitement allopathique.

Test de culture médicale : avez-vous les bons réflexes ?

« Mon bébé a le nez qui coule, dois-je l'emmener immédiatement chez le médecin ? »

Non, vous pouvez essayer un traitement et attendre quelques jours pour voir le résultat.

« Mon bébé a de la diarrhée, des selles très fréquentes et abondantes depuis 24 heures, puis-je encore attendre une ou deux journées ? »

Non, vous avez déjà trop tardé, le risque de déshydratation est majeur chez les nourrissons, car ceux-ci perdent très rapidement du poids en cas de diarrhée, surtout si des vomissements y sont associés. Un nourrisson de 4 kg qui a maigri de 400 g (10 % de son poids) est en danger. Cela peut se produire très rapidement quand diarrhées et vomissements dominent. Il est impératif d'aller consulter immédiatement le médecin.

« Mon enfant a une poussée dentaire avec des selles molles et un peu de fièvre, puis-je attendre avant de consulter ? »

Oui, il n'y a aucune urgence, vous pouvez traiter tranquillement votre enfant, d'autant qu'il y a d'excellents médicaments homéopathiques dans cette indication.

« Mon enfant âgé de deux ans a de la fièvre, il a déjà eu des convulsions, puis-je le traiter seul ? »

Non, il risque d'avoir à nouveau des convulsions, vous devez vous rendre chez le médecin.

« Ma fille a de la fièvre (38, 38,5 °C), des douleurs abdominales et des nausées, dois-je l'emmener immédiatement chez le médecin ? »

Oui, vous avez parfaitement raison, ces symptômes peuvent faire craindre une crise d'appendicite aiguë.

« Mon fils a mal à la gorge et de la fièvre (38, 38,5 °C), dois-je consulter sur-le-champ ? »

Non, un traitement peut être entrepris pendant 48 heures avant de vous décider à consulter ou non, en fonction de l'évolution.

« Cela fait cinq jours que je soigne seul sans succès mon enfant, dois-je essayer encore un nouveau traitement ? »

Non, vous devez consulter pour au moins deux raisons : la première, vous avez fait un mauvais diagnostic, le traitement n'a aucune chance d'être efficace ; la seconde, vous avez bien reconnu la maladie, mais vous vous êtes trompé de médicaments, il ne guérira pas.

« Je soigne depuis deux jours mon enfant, la fièvre dure, dois-je persister ou changer de traitement ? »

Là encore, il y a les deux possibilités que nous venons de voir, mais aussi une autre liée à l'aggravation possible d'un traitement homéopathique, bien choisi en début de traitement. Vous devez consulter.

COMMENT CHOISIR LES MÉDICAMENTS DE VOS ENFANTS ?

Comment choisir la bonne posologie ?

Le choix du ou des médicaments homéopathiques repose sur le degré d'analogie ou de similitude entre les signes du malade et ceux du médicament. L'importance de cette similitude permet de déterminer la posologie.

En thérapeutique homéopathique, la posologie est définie par :
– la fréquence des prises qui varie en fonction des pathologies concernées, de leur caractère aigu ou chronique, de leur nature organique ou fonctionnelle ;
– la hauteur ou le niveau de dilution (4, 5, 7, 9, 15 ou 30 CH).

Artificiellement, on distingue :
– les basses dilutions qui, selon la toxicité et la solubilité de la substance, vont, à partir de la teinture-mère, de la 1 CH pour les dilutions centésimales ou de la 1 DH en échelle décimale [1] à la 5 CH ;
– les moyennes dilutions sont celles s'étalant de la 7 à la 9 CH ;
– les hautes dilutions qui concernent les niveaux de dilutions allant de la 12 à la 30 CH.

Quelle que soit la maladie concernée, deux règles fondamentales sont à respecter :
– plus l'analogie entre les signes du malade et ceux du médicament est étendue, plus la dilution du médicament doit être élevée (9 ou 15 CH) et inversement ;
– dès que l'amélioration des troubles survient, il faut espacer les prises du médicament. Lors d'un mal de dent, vous pouvez donner les granules à votre enfant toutes les 10 minutes pendant une heure ; vous devez, ensuite, diminuer la fréquence des prises quand la douleur s'atténue et

---

1. Voir le chapitre sur le mode de préparation du médicament homéopathique, p. 30.

finir par ne lui donner les granules que 2 ou 3 fois par jour, en fonction des circonstances.

> **À savoir**
>
> • Un comprimé d'aspirine fera toujours baisser la fièvre de votre enfant. En revanche, pour obtenir le même résultat avec l'homéopathie, il faut tenir compte à la fois de ce symptôme et de la façon de réagir de l'organisme. Cela afin de déterminer le médicament homéopathique spécifique qui convient. C'est plus difficile, c'est pourquoi nous vous conseillons de faire vos premières armes sur des troubles plus anodins ne prêtant pas à conséquence, telle une rhinopharyngite.
>
> • Les risques d'erreur sont d'autant plus probables que vous n'êtes pas habitué à employer cette médication. L'échec sera alors synonyme soit d'une méconnaissance du médicament approprié, soit d'une erreur dans l'interprétation du symptôme ou de la maladie. Dans cette hypothèse, ne persistez pas et demandez conseil à votre médecin homéopathe.

Comment choisir dans les maladies aiguës ?

Dans les maladies aiguës, de courte durée, qui surviennent généralement brutalement, le choix des médicaments repose :

– En premier lieu, sur les *signes étiologiques*, c'est-à-dire les signes qui, selon vous, sont à l'origine de la maladie, par exemple la survenue d'une diarrhée après un coup de froid. Le signe étiologique, la cause, est le coup de froid qui provoque le symptôme, la diarrhée.

– Ensuite, sur les *signes psychiques* apparus au cours de la maladie, par exemple la modification du caractère au cours d'une fièvre : c'est un enfant habituellement sage qui devient odieux dès qu'il est fiévreux.

– Puis sur les *signes généraux* qui traduisent le mode de réaction général de l'organisme à la maladie. On y classe : les modalités générales (les variations des réactions de chacun en fonction de diverses circonstances), la transpiration, les goûts alimentaires, le sommeil et les rêves, la latéralité (la prédominance des symptômes d'un côté du corps).

– En dernier lieu, les *signes locaux*. Ils sont très nombreux et n'interviennent dans le choix du médicament que s'ils sont bien marqués et caractéristiques.

> **Dans les maladies aiguës, posez-vous les questions suivantes :**
>
> – Dans quelles circonstances mon enfant est-il tombé malade ? *Vous découvrez alors les signes étiologiques.*
> – A-t-il un comportement habituel ? *Ce sont les signes psychiques, souvent peu modifiés.*
> – A-t-il de la fièvre ? Transpire-t-il ? A-t-il soif ? Mange-t-il ? Dort-il ? Souffre-t-il ? *Là, vous recherchez les signes généraux.*
> – Comment est sa diarrhée ? Comment sont ses vomissements ? De quel côté a-t-il mal à la gorge ? *Avec ces questions, vous vous intéressez aux signes locaux.*

Si vous êtes au tout début de la maladie et que les signes étiologiques sont présents, vous donnerez les médicaments en dilutions hautes (9 ou 15 CH) ; si vous retrouvez aussi les signes psychiques, les mêmes dilutions peuvent être utilisées, si les signes généraux et locaux sont plus marqués, comme c'est souvent le cas, vous donnerez des dilutions plus basses (4, 5 ou 7 CH). D'une façon générale, plus le médicament correspond aux symptômes de votre enfant, plus vous devez lui donner des dilutions élevées (9 ou 15 CH). Pourquoi ? Parce que ce médicament correspond le mieux à la façon de réagir de votre enfant, parce que l'analogie, ou la similitude, entre les symptômes de votre enfant et les indications du médicament est très grande.

Plusieurs exemples permettent de comprendre le mode de raisonnement :

■ Votre enfant fait une subite poussée de fièvre, par temps froid et sec : seuls les signes étiologiques sont présents, vous lui donnerez une dose d'*Aconitum napellus* 15 CH. Cette unique prescription peut suffire à enrayer la maladie.

■ Vous venez chercher votre enfant chez la nourrice et celle-ci vous annonce qu'il a une fièvre élevée (sans transpiration), une soif intense, un état d'agitation et d'anxiété. Les signes psychiques (agitation, anxiété) et généraux (soif intense) sont présents, vous lui donnerez *Aconitum napellus* 9 CH, 5 fois par jour pendant 2 jours.

■ Si ensuite, votre enfant boit plus que d'habitude (signes généraux) et :
– transpire (signes généraux), pensez à *Belladonna* 5 CH ;
– ne transpire pas (signes généraux), orientez-vous vers *Aconitum napellus* 5 CH.
Posologie : 5 fois par jour pendant 2 jours, puis 3 fois par jour pendant 6 jours.
■ Si l'enfant ne boit pas et ne transpire pas, donnez-lui :
– *Apis mellifica* 5 CH, si l'état général est correct ;
– *Gelsemium sempervirens* 5 CH, si l'enfant est tremblotant et épuisé au fond du lit.
Posologie : 5 fois par jour pendant 2 jours, puis 3 fois par jour pendant 6 jours.

> **Votre enfant vient de tomber malade**
>
> Il a très mal, et vous voulez le soulager rapidement.
> 1. Choisissez le ou les médicaments les plus adaptés.
> 2. Choisissez la dilution en fonction des symptômes :
> – Si les symptômes, locaux et généraux, sont présents : vous donnez le médicament en 4 CH, 5 CH, 7 CH.
> – Si les symptômes étiologiques, voire psychiques, sont présents : vous donnez le médicament en 9 CH, 15 CH.
> – Au début de la maladie, une dose peut suffire — en 9 CH, 15 CH ou 30 CH — surtout si vous connaissez la cause.
> 3. Donnez-lui très souvent les médicaments :
> – Répétez souvent les prises, toutes les cinq ou dix minutes selon l'intensité des symptômes (poussées dentaires par exemple), moins fréquemment si les signes sont moins violents.
> – S'il va mieux, diminuez la fréquence des prises : 3 fois par jour est suffisant.
> – Dans tous les cas, vous espacez les prises dès que l'amélioration se produit.
> 4. En l'absence d'amélioration au bout de 48 heures : demandez conseil auprès de votre médecin homéopathe.

> Un dernier petit conseil : gardez une trousse d'urgence constituée des médicaments que vous utilisez le plus souvent pour votre enfant. Réapprovisionnez-vous dès qu'un tube est terminé pour éviter d'en être dépourvu (voir annexe page 267).

Comment se prennent les médicaments homéopathiques ?

Beaucoup pensent que la prise des médicaments homéopathiques est une opération complexe. De nombreux préjugés circulent à ce sujet, pourtant la prise des granules homéopathiques est simple car, contrairement aux idées reçues, les horaires sont souples et les contraintes inexistantes.

Voici les réponses à vos questions les plus fréquentes.

« Puis-je donner les granules à mon enfant seulement dix minutes avant les repas ? »

Oui, il est inutile de les donner une demi-heure ou une heure avant chaque repas, voire de le réveiller plus tôt pour lui donner son traitement.

« Doit-il prendre ses granules avec un peu d'eau ? »

Non, s'il a plus d'un an, vous devez les lui donner sans eau. S'il est plus jeune, avant six mois, il est préférable de laisser fondre les granules ou les doses dans un biberon rempli d'eau (voir encadré page suivante).

« Mon enfant n'a pas la patience de laisser fondre les granules sous la langue, peut-il les croquer pour aller plus vite ? »

Vrai et faux, s'il est assez grand, vous devez lui expliquer qu'il est préférable de laisser fondre tranquillement les granules sous la langue. Si réellement il manque de patience, dites-lui de les croquer, puis de les glisser sous la langue, car il ne doit pas les avaler directement.

« Je ne dois pas toucher les granules avec les doigts, mais dois-je me servir du capuchon comme compte-granules ? »

En effet, il vaut mieux ne pas saisir les granules avec les doigts, pour éviter de les souiller. Si vous le faites par mégarde, vous pouvez cependant les absorber, mais ne devez pas les remettre dans le tube car vous risquez de contaminer les autres granules.

« Mon enfant doit-il prendre ses différents
tubes de granules les uns après les autres,
et attendre dix minutes entre chaque prise ? »

Non, vous pouvez prendre tous les granules en même temps. Par exemple, si vous devez lui donner au réveil 2 granules de *Chamomilla* et 2 granules d'*Ignatia*, vous pouvez lui donner les 4 granules ensemble.

Comment donner les granules à mon enfant ?

Pour les enfants de plus d'un an, la prise des granules est la même que pour les adultes. À savoir, de préférence, 10 minutes avant les repas, en versant les granules dans le capuchon prévu à cet effet, sans les toucher avec les doigts. Seuls, sans eau, et en les laissant fondre sous la langue. Vous pouvez donner plusieurs médicaments homéopathiques ensemble ; il n'est pas nécessaire de les prendre les uns après les autres.

Pour les nourrissons de six mois à un an, les granules peuvent être donnés à sucer à l'enfant, sans danger, à condition de les mettre dans la bouche un par un ; après un temps de surprise exprimé par une moue dubitative, le nourrisson s'adaptera très facilement.

Avant six mois, il est préférable de laisser fondre les granules ou les doses dans un biberon rempli d'eau. Si les granules doivent être donnés une fois par jour, le biberon doit être rempli de très peu d'eau (pas de lait ni d'autres liquides) afin de s'assurer que l'enfant le boira complètement. Une autre façon de faire, si les prises doivent être plus fréquentes (maladies aiguës) ou si l'enfant refuse les granules, consiste à diluer une dizaine de granules (5 fois 2 granules) dans 100 ml d'eau ou six granules (3 fois 2 granules) dans 60 ml d'eau (10 ml/granule) et à répartir les prises au cours de la journée en les espaçant au fur et à mesure de l'amélioration des symptômes. Quel que soit l'âge, quand les granules sont pris avec de l'eau et préparés à l'avance, il est indispensable de secouer le biberon avant chaque prise médicamenteuse, afin de recréer la dynamisation (voir page 31).

Un autre conseil, comme les granules fondent lentement, prenez vos précautions en les préparant suffisamment à l'avance afin de ne pas être pris de court.

Ne donnez pas les granules avec un jus de fruits ou un soda.

« Faut-il prendre des précautions alimentaires particulières lors d'un traitement homéopathique ? »

La confusion entre l'hygiène de vie et l'homéopathie est à la base des mythes alimentaires qui entourent la prise d'un traitement homéopathique. De tout temps, les médecins homéopathes, soucieux de l'hygiène alimentaire de leurs patients, ont édicté des règles ayant pour objectif l'amélioration de la qualité de vie, et ce dans un contexte global, fidèle reflet de la pratique homéopathique.

Cependant, certaines de ces recommandations — telle l'abstention de menthe, de café, de tabac, d'alcool — ont été érigées en dogmes, puis associées à la thérapeutique homéopathique et finalement muées en véritables interdictions. Bien qu'une bonne hygiène de vie passe par un usage modéré de ces substances, rien ne prouve que leur abandon permette une efficacité plus grande du traitement homéopathique, ou, au contraire, que leur présence soit néfaste à celui-ci.

En revanche, ces substances provoquent une vasoconstriction locale[2] des vaisseaux situés sous la langue pouvant gêner l'absorption des granules homéopathiques. C'est pourquoi leur prise concomitante est déconseillée.

De même, il est souhaitable de se brosser les dents un quart d'heure après la prise des granules.

« Puis-je associer un traitement homéopathique à un traitement allopathique ? »

L'homéopathie est une thérapeutique qui peut être utilisée seule et en première intention dans les affections courantes. Dans les maladies plus graves, elle peut et doit être associée aux thérapeutiques classiques. Il est de pratique médicale courante d'associer un traitement homéopathique à un traitement allopathique. Si les deux médications doivent être prises au même moment, je vous conseille simplement de prendre quelques minutes avant les médicaments homéopathiques.

---

2. La diminution du calibre des vaisseaux situés sous la langue limite l'absorption des granules homéopathiques.

« Puis-je associer un traitement homéopathique à une autre forme de "médecine douce" ? »

Bien sûr, là encore je vous préconise de toujours commencer par les granules homéopathiques.

Si votre enfant doit prendre au même moment des granules et une solution liquide quelconque (oligo-éléments, teinture-mère, macérat glycériné, etc.), il doit laisser passer cinq minutes avant d'absorber cette dernière. Ces solutions peuvent parfois être prises après les repas.

« Pourquoi prend-on les mêmes doses à tous les âges ? »

Comme nous l'avons vu, l'homéopathie est une thérapeutique réactionnelle dont l'activité dépend, entre autres, des capacités de réaction de l'organisme, contrairement à l'allopathie dont la posologie est déterminée en fonction de l'âge, du poids et de la maladie de l'individu. Les règles de prescription et la posologie varient selon la réactivité du malade, le degré de similitude, la nature aiguë ou chronique de la maladie. La fréquence des prises et le choix de la dilution sont soumis à ces éléments, c'est pourquoi la posologie ne change pas avec l'âge.

« Pourquoi n'y a-t-il pas de notices explicatives ? »

Les notices explicatives des médicaments classiques informent le malade sur ses indications, contre-indications, précautions d'emploi, posologie et mode d'administration. Ces renseignements peuvent être notés car l'activité de la substance dépend de ses propriétés pharmacologiques et non des réactions qu'elle provoque chez l'homme sain, comme en homéopathie. En effet, les règles de prescription de l'homéopathie sont ajustées en fonction des indications thérapeutiques et des réactions individuelles ; c'est pourquoi l'élaboration de notices serait trop compliquée et sans intérêt pratique pour le patient.

« Les médicaments homéopathiques sont-ils toxiques ? »

Des substances très dangereuses pour l'organisme à dose pondérale, tels l'arsenic, la belladone ou le venin de vipère, perdent leur toxicité quand elles sont diluées et dynamisées comme l'exige la préparation des médicaments homéopathiques.

« Que faire en cas d'ingestion accidentelle ? »

L'ingestion accidentelle d'un tube de granules provoque en général très peu, voire pas du tout de troubles chez un sujet qui n'est pas sensible à ce médicament. En revanche, elle peut déclencher, chez un sujet sain et sensible, des phénomènes cliniques équivalents à une pathogénésie, c'est-à-dire produire les signes de la maladie que le médicament pourrait guérir. La réponse étant individuelle, le plus sage est de contacter, sans vous affoler, votre médecin homéopathe afin qu'il vous indique la marche à suivre. En aucun cas il n'est utile de vomir ou de faire vomir, cela n'apporterait qu'un désagrément supplémentaire superflu.

Si votre enfant ingère accidentellement une teinture-mère, le risque dépend de la toxicité de la plante, de la quantité d'alcool absorbée et de son degré alcoolique. En fait, le risque est minime car les enfants apprécient généralement fort peu les teintures-mères à cause justement de leur fort degré alcoolique et de leur goût particulier. Quoi qu'il en soit, en cas d'absorption, prévenez votre médecin homéopathe ou le centre antipoison le plus proche.

QUELQUES CONSEILS POUR BIEN UTILISER CE GUIDE

Voici quelques conseils pour vous permettre de déterminer un traitement sur mesure ou de trouver le médicament le plus approprié.
Prenons un exemple : votre bébé est constipé.

1. Reportez-vous au chapitre « Constipation du nourrisson ». Lisez attentivement le diagnostic et les règles d'hygiène pour savoir si votre enfant est vraiment constipé.

2. Si oui, cherchez la rubrique correspondante et choisissez le remède qui vous semble le mieux adapté.

3. Si aucun ne semble convenir, reportez-vous systématiquement à la rubrique correspondante chez l'enfant, dans laquelle de nombreux autres remèdes, peut-être moins spécifiques au nourrisson, sont cités.

4. Si vous ne repérez pas dans la table des matières la maladie que vous recherchez, reportez-vous à l'index.
Maintenant à vous de jouer !

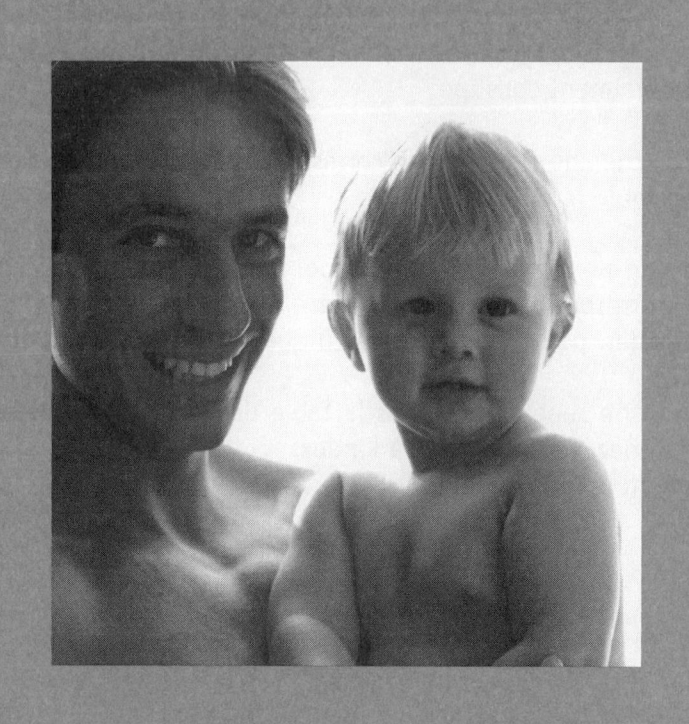

Comment soigner votre enfant par l'homéopathie ?

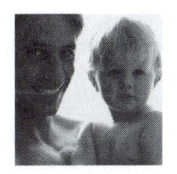

Acné • Agité (enfant) • *Angine* • *Angoisse* • *Anorexie* • Anxiété de séparation • Appétit • *Asthme* • Balancement de la tête • *Bronchiolite aiguë* • *Bronchite aiguë* • *Brûlures* • *Cauchemars* • *Céphalées* • *Chalazion* • Chute, Choc • Colère des enfants • *Colite du nourrisson* • *Conjonctivite* • *Constipation* • *Contusions musculaires* • *Coqueluche* • Coup • *Coups de soleil* • *Crise d'acétone* • *Croûtes de lait* • Dents • *Diarrhée aiguë* • *Douleurs abdominales* • *Douleurs dentaires* • *Eczéma atopique* • Encoprésie • Enfant agité • Enfant qui mange trop • *Entorse* • *Énurésie de l'enfant* • Épistaxis • *Érythème fessier du nourrisson* • Fesses rouges • *Fièvre* • *Fracture* • *Gastro-entérite* • *Grippe* • *Hoquet* • Hyperkinésie de l'enfant • Insolation • Insomnie • *Intervention chirurgicale* • Jalousie • *Laryngite* • Mal de ventre • *Mal des transports* • Obésité • Ongles rongés • Opposition des enfants • *Oreillons* • *Orgelet ou « compère-loriot »* • Otite • Oxyures • Peurs • *Phobie* • Pipi au lit • *Piqûre ou morsure d'animaux* • *Plaies superficielles* • Pouce (succion) • *Poussées dentaires* • *Reflux gastro-œsophagien* • Régurgitations du nourrisson • *Rhinites allergiques* • *Rhinopharyngite* • *Rougeole* • *Rubéole* • *Rythmies* • Saignement de nez • *Scarlatine* • *Sinusite aiguë* • *Sommeil du nourrisson* • *Sommeil de l'enfant* • *Somnambulisme* • *Succion du pouce* • *Terreurs nocturnes* • Tics • *Timidité* • Toux • Trac • *Trachéo-bronchite* • Traumatisme • *Troubles du comportement moteur* • *Troubles du comportement psychique* • *Urticaire aiguë* • Varicelle • *Verrues* • Vers • *Vomissements du nourrisson*

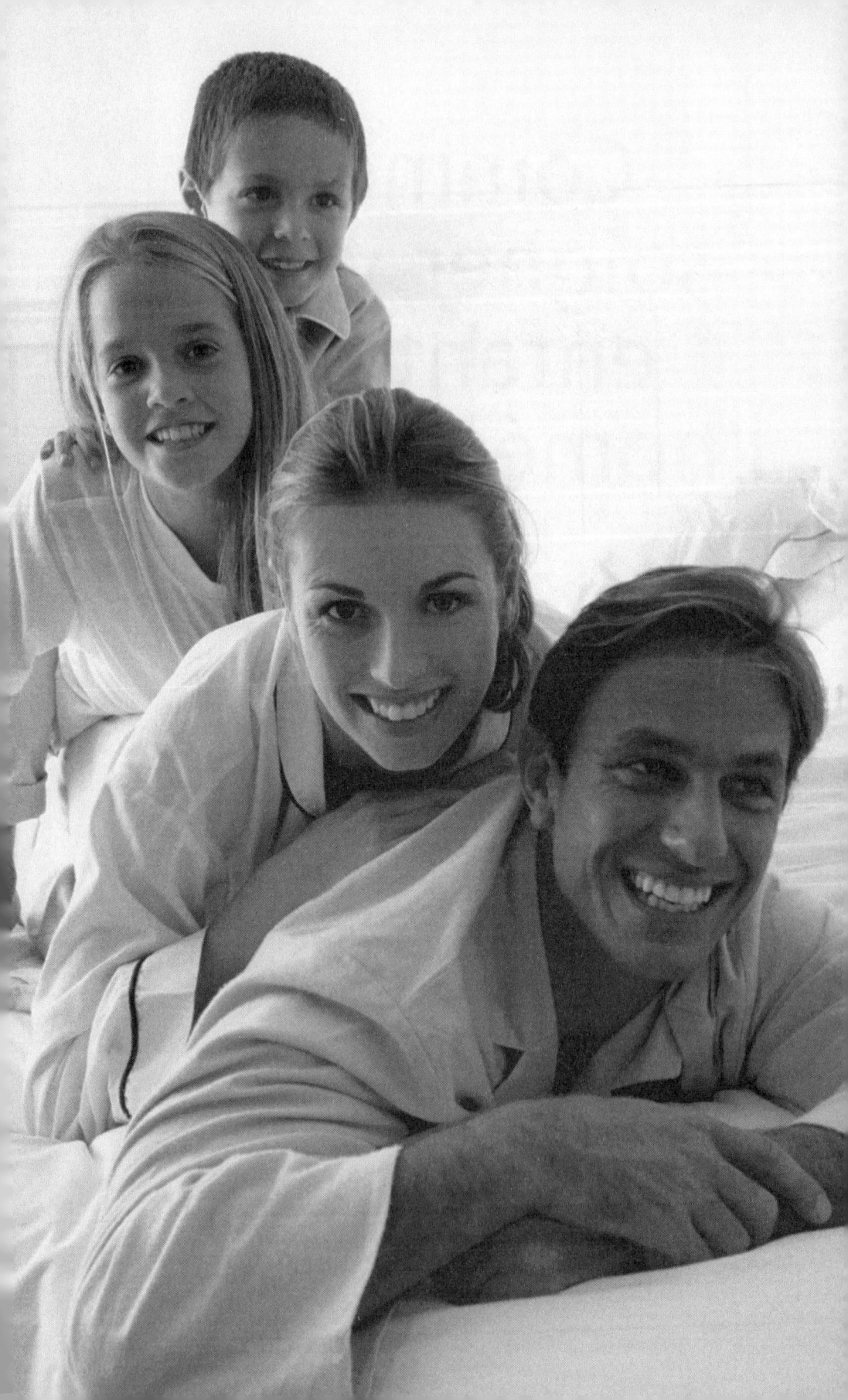

ACNÉ

L'acné du nourrisson

Elle commence très tôt, souvent dès la naissance, ou les premières semaines ou premiers mois de vie. Les lésions qui siègent au visage sont les mêmes que celles de l'adolescent (comédons, papules).

Non traitée, l'évolution va se poursuivre plusieurs mois ou années.

La cause n'est pas parfaitement connue ; l'application par la maman d'onguents gras sur le visage favorise la survenue et la pérennisation de l'acné.

Le traitement est le même que celui de l'adolescent, excepté pour la phytothérapie qui n'est pas indiquée chez le nourrisson.

L'acné juvénile

L'acné atteint 80 % des adolescents, particulièrement ceux qui ont la peau grasse.

> CONSULTEZ CAR UN TRAITEMENT DE TERRAIN EST RECOMMANDÉ.

Comment la reconnaître ?

L'acné survient surtout à la puberté. Elle se manifeste par des papules inflammatoires et des comédons (points noirs). Elle siège principalement sur le visage, le haut du dos et du thorax.

Quels sont les risques ?

Les principales complications sont d'ordre esthétique avec présence de nodules sous-cutanés, de kystes purulents et risques de cicatrices.

Pour prévenir les complications

Dites à votre enfant de :
– ne pas triturer sans cesse les boutons et de ne pas enlever les croûtes car cela retarde la cicatrisation ;
– ne pas appliquer de cosmétiques, de produits gras, ni de brillantine qui aggravent l'acné par un mécanisme d'obstruction cutané des pores de la peau, et favorisent même la production de comédons ;
– effectuer un nettoyage de peau pour améliorer l'efficacité du traitement, mais pas plus d'une fois par mois, quand votre médecin jugera le moment nécessaire ; vous pouvez lui retirer une fois par semaine les gros comédons ou points noirs, mais n'omettez pas de passer une compresse d'eau chaude avant, pour dilater les pores ;
– utiliser quotidiennement un savon à l'arnica et au calendula *(savon aux fleurs sauvages®)* ou surgras qui sont des savons de toilette. Ne lui achetez pas de savons abrasifs ou antibactériens.

Sachez aussi que :
– le soleil n'est bénéfique qu'à court terme : au retour, l'acné est aggravée ;
– le rôle de l'alimentation (chocolat en particulier) est très discuté ; la saison des amours semble n'avoir aucun effet ;
– de nombreux médicaments peuvent provoquer l'acné : la pilule, par exemple, peut la déclencher chez une jeune fille jusque-là indemne ;
– une éventuelle anxiété ou instabilité émotionnelle, voire une dépression réactionnelle sous-jacente, fréquentes à l'adolescence, doivent être recherchées et traitées.

Le traitement homéopathique

Acné banale

- *Sulfur iodatum* 9 CH, chez les sujets peu frileux s'enrhumant facilement et ayant de l'acné au front et sur le dos.
- *Selenium* 7 CH, chez l'adolescent dont la peau grasse est recouverte de comédons.
- *Juglans regia* 5 CH lorsque l'acné est déclenchée ou aggravée par les aliments gras, chez un adolescent ayant des troubles digestifs.
- *Eugenia jambosa* 5 CH, chez la jeune fille dont l'acné séborrhéique est aggravée avant les règles.

- *Antimonium crudum* 7 CH quand l'acné est aggravée chez les gros mangeurs, à la suite d'excès alimentaires. Y sont parfois associées des papules et des pustules.
Posologie : 2 granules au réveil et au coucher.

Acné qui a tendance à suppurer
- *Arnica montana* 7 CH, dans l'acné inflammatoire, sur une peau violette qui a été triturée par l'adolescent.
- *Hepar sulfur* 7 CH, quand l'acné est inflammatoire et le pus sanguinolent.
- *Silicea* 9 CH, chez l'adolescent grand, maigre, frileux, aux pieds froids.
- *Sulfur* 9 CH, chez un sujet allergique ayant toujours trop chaud, dont l'acné revient régulièrement.
Posologie : 2 granules au réveil et au coucher.

Acné avec cicatrices
- *Kalium bromatum* 9 CH : kystes et pus chez un adolescent frileux que l'on reconnaît à l'agitation constante des mains et des doigts.
- *Tuberculinum residuum* 9 CH, dans l'acné sévère du dos et des épaules.
Posologie : 2 granules au réveil et au coucher.

Traitement local
Une crème au calendula peut calmer les acnés inflammatoires.

Très classique et très efficace, la préparation suivante (à réaliser par votre pharmacien) calmera et préviendra les poussées d'acné :
Pensée sauvage TM 30 ml
Bardane TM 30 ml } ââ[1]
30 gouttes par jour

AGITÉ (ENFANT)

Voir page 142.

---

[1]. Préparation à parties égales effectuée par le pharmacien.

ANGINE

L'angine ou la pharyngite est une inflammation aiguë des amygdales et du pharynx. Elle est plus souvent due à une infection virale que bactérienne. L'arrivée récente des tests permettant de faire la distinction entre ces deux origines devrait éviter l'utilisation injustifiée d'antibiotiques.

> CONSULTEZ DANS LES 48 HEURES — EN L'ABSENCE D'AMÉLIORATION — SI LA FIÈVRE PERSISTE.

Comment la reconnaître ?

– L'angine se traduit par un mal de gorge, des difficultés à avaler, souvent de la fièvre, parfois des frissons et des céphalées.
– Sans que ce soit la règle, on admet généralement que l'angine virale est d'ordinaire combinée à un syndrome grippal ou à une atteinte diffuse de l'appareil respiratoire.
– Pour sa part, l'angine bactérienne est habituellement plus douloureuse, et associée à de volumineux ganglions au cou.
– Cependant, ces critères sont insuffisants pour affirmer l'origine virale ou bactérienne qui ne pourra être confirmée que par le prélèvement de gorge.

Principales complications

Elles sont dues au streptocoque béta-hémolytique qui est le germe le plus fréquemment en cause dans les angines bactériennes. Il est responsable de rhumatisme articulaire aigu, lui-même à l'origine de complications rénales et cardiaques.

Ces risques concernent essentiellement les personnes de moins de vingt-cinq ans et justifient la prise d'antibiotiques (pénicilline) dans les angines bactériennes.

Le traitement homéopathique

Systématiquement

- *Mercurius solubilis* 5 CH, médicament de l'angine vraie, avec des amygdales rouges ou recouvertes de points blancs. La douleur en avalant (la dysphagie) est intense, l'haleine mauvaise, la salivation abondante. La fièvre élevée s'accompagne d'une soif vive, de frissons, et de sueurs nocturnes qui ne soulagent pas le malade.
- *Belladonna* 5 CH, quand la gorge et les amygdales sont rouges. La langue est rouge framboisé, la dysphagie est intense. La température élevée s'accompagne d'une soif intense, de bouffées de chaleur, de rougeur du visage, d'une transpiration abondante et d'un grand abattement.

Posologie : au début de tout mal de gorge, il faut prendre, en alternance, ces médicaments toutes les 2 heures, pendant 24 heures ; puis le choix entre ceux-ci et les suivants se fera en fonction de l'évolution. Si l'un des médicaments convient, vous le prendrez ensuite aux posologies indiquées ci-dessous.

Selon l'aspect des amygdales

Dans les angines « rouges »

Les amygdales sont rouges, vous ajouterez à *Belladonna* et/ou à *Mercurius solubilis* :

- *Apis mellifica* 5 CH, si les amygdales pâles sont gonflées, si la luette « pend comme un sac rempli d'eau ». Les douleurs en avalant, brûlantes et piquantes, sont améliorées par les boissons glacées. La température est élevée, la soif est absente sauf pendant les frissons, la peau sèche et rouge est entrecoupée de suées.
- *Phytolacca* 5 CH, au contraire, si les amygdales sont rouge foncé, mais surtout si l'angine survient dans un contexte grippal (courbatures, toux, rhinopharyngite). La gorge est sèche, les douleurs en avalant irradient aux oreilles et sont aggravées par les boissons chaudes.

Posologie (pour tous ces médicaments) : 2 granules 5 fois par jour pendant 2 jours, puis 3 fois par jour pendant 6 jours.

Dans les angines « blanches »

Dans les angines « blanches », les amygdales ont des points blancs, vous ajouterez à *Belladonna* et/ou à *Mercurius solubilis* :

- *Mercurius cyanatus* 5 CH, dans les angines blanches avec fièvre modérée, chez un enfant fatigué ayant de volumineux et douloureux ganglions au cou.

Posologie (pour tous ces médicaments) : 2 granules 5 fois par jour pendant 2 jours, puis 3 fois par jour pendant 6 jours.

Selon les caractéristiques de la douleur

Si l'angine est très douloureuse
Vous ajouterez à *Belladonna* et/ou à *Mercurius solubilis* :
- *Mercurius corrosivus* 5 CH, quand, à l'angine, sont associées des douleurs intenses, brûlantes, des amygdales et l'impossibilité d'avaler.
- *Lachesis mutus* est souvent complémentaire à ce médicament.

Posologie (pour tous ces médicaments) : 2 granules 5 fois par jour pendant 2 jours, puis 3 fois par jour pendant 6 jours.

Si la douleur irradie aux oreilles
Vous ajouterez à *Belladonna* et/ou à *Mercurius solubilis* :
- *Phytolacca* 5 CH (voir plus haut pour la description de ce médicament).

Posologie (pour tous ces médicaments) : 2 granules 5 fois par jour pendant 2 jours, puis 3 fois par jour pendant 6 jours.

Si la douleur aux amygdales passe de droite à gauche
Vous ajouterez à *Belladonna* et/ou à *Mercurius solubilis* :
- *Lycopodium clavatum* 5 CH, qui est indiqué dans les angines dont la douleur commence à droite, avant d'atteindre les deux côtés, et est améliorée en buvant des boissons chaudes.
- *Mercurius protoiodatus* 5 CH est à associer systématiquement à *Lycopodium clavatum* dans cette indication.

Posologie (pour tous ces médicaments) : 2 granules 5 fois par jour pendant 2 jours, puis 3 fois par jour pendant 6 jours.

Si la douleur aux amygdales passe de gauche à droite
Vous ajouterez à *Belladonna* et/ou à *Mercurius solubilis* :
- *Lachesis mutus* 5 CH, si la douleur amygdalienne passe de gauche à droite, et est aggravée quand vous buvez chaud. Le malade éprouve de grandes difficultés à avaler.
- *Mercurius biiodatus* 5 CH est à associer systématiquement à *Lachesis mutus* dans cette indication.

Posologie (pour tous ces médicaments) : 2 granules 5 fois par jour pendant 2 jours, puis 3 fois par jour pendant 6 jours.

Si la douleur change régulièrement de côté
Quand la douleur change régulièrement de côté, c'est-à-dire que votre enfant souffre d'abord, par exemple, du côté droit, puis du côté gauche ; puis la douleur revient à droite et ainsi de suite :

- *Lac caninum* 5 CH convient dans les angines très douloureuses, surtout lors de la déglutition ou en avalant les aliments solides, chez des sujets ayant, dans ces circonstances, la langue rouge et dépapillée.
Posologie : 2 granules 5 fois par jour pendant 2 jours, puis 3 fois par jour pendant 6 jours.

En cas de fièvre

Pour trouver *le* ou *les* médicaments convenant le mieux, vous tiendrez compte de la soif et de la transpiration (voir les fièvres de l'enfant page 158).

Localement, soulagez votre enfant en lui faisant faire des gargarismes de :

Phytolacca TM
Calendula TM ⎬ ââ [2]

Posologie : 20 gouttes de la préparation dans un demi-verre d'eau, 4 fois par jour.

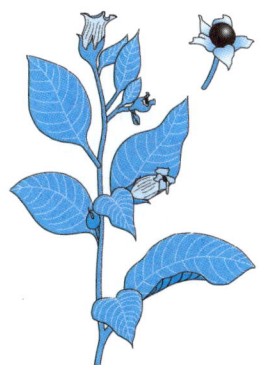

Belladonna

---

2. Préparation à parties égales effectuée par le pharmacien.

ANGOISSE

L'angoisse chez l'enfant revêt diverses formes que les parents doivent apprendre à reconnaître. Elle peut se manifester par des crises de colère, une instabilité psychomotrice, des troubles du sommeil, des attitudes de refus ou d'opposition, des plaintes diverses, céphalées, douleurs digestives, troubles alimentaires ou sphinctériens.

> CONSULTEZ SI LES TROUBLES PERSISTENT OU SE MANIFESTENT RÉGULIÈREMENT.

Comment la reconnaître ?

L'angoisse — ou peur sans objet — est présente physiologiquement tout au long du développement de l'enfant. Elle ne prend un caractère maladif que lorsqu'elle devient permanente ou trop intense, ou que le sujet est incapable d'y faire face. Elle survient à la suite de changements importants dans la vie de l'enfant : divorce ou départ d'un parent, intervention chirurgicale, examen scolaire, etc.

Les signes facilement reconnaissables chez l'adulte — boule dans la gorge, palpitations, diarrhée, céphalées — sont plus difficiles à identifier chez l'enfant. Chez ce dernier, l'angoisse se manifeste souvent par des crises de colère, une instabilité psychomotrice, des troubles du sommeil, des attitudes de refus ou d'opposition, des plaintes diverses (céphalées, douleurs digestives, troubles alimentaires ou sphinctériens).

Le traitement homéopathique

Ces attitudes nécessitent souvent un traitement de terrain. À titre d'exemples, voici les médicaments le plus souvent retrouvés.

Les coléreux

Les colères ne doivent être prises en considération que si elles sont très fréquentes ou ne surviennent que pour des futilités. Les médicaments les plus caractéristiques des colères de l'enfant sont :

- *Aconitum napellus* 9 CH, chez l'enfant qui fait des colères extrêmement violentes au cours desquelles il perd tout contrôle. Il s'ensuit une grande fatigue. Une dose est à donner immédiatement après cette colère.
- *Bryonia alba* 9 CH convient à un enfant capricieux, têtu, râleur. Plutôt calme, ses colères surviennent au moindre dérangement et se terminent souvent par un mal de ventre, voire des tremblements. Il est habituellement casanier et sujet aux migraines.
- *Colocynthis* 9 CH, chez l'enfant indigné qui n'exprime pas ou ne peut exprimer sa colère. Celle-ci se manifeste par des spasmes abdominaux, améliorés quand l'enfant se plie en deux ou se presse sur le ventre.
- *Hepar sulfur* 9 CH convient aux enfants indolents, hypersensibles, mais précipités dans l'action. Au cours de leurs colères — violentes et fulgurantes — ils deviennent méchants et cherchent à faire mal. Prédisposés aux rhinopharyngites à répétition, leurs plaies cicatrisent lentement et suppurent facilement.
- *Lycopodium clavatum* 9 CH : ces petits enfants autoritaires masquent leur anxiété et leur manque de confiance en eux par des colères au cours desquelles ils perdent tout contrôle. Ils recherchent la solitude, mais craignent d'être seuls, ils ont besoin de « sentir » — dans la pièce à côté par exemple — la présence d'un proche. Ils se mettent facilement en colère, surtout au réveil qui est toujours une période difficile pour eux.
- *Nux vomica* 9 CH est indiqué chez les enfants irritables, surmenés par de multiples activités parascolaires. Ils ont besoin de calme ; stressés par la vie moderne, ils sont sujets à des migraines et de fréquentes colères. La sieste, qu'ils apprécient, les repose et les calme.
- *Staphysagria* 9 CH chez l'enfant qui éprouve un sentiment de frustration ou d'injustice et ne s'exprime pas, soit par obligation, soit par caractère. La colère peut se manifester alors par un mal de tête ou de ventre, ou des tics, des tremblements, des insomnies, des toux persistantes.
- *Chamomilla vulgaris* 9 CH, *Cina* 9 CH, *Medorrhinum* 9 CH, *Staphysagria* 9 CH, *Tuberculinum* 9 CH (voir pages 143-144).

Posologie (pour tous ces médicaments) : 2 granules au réveil. En cas de grosses colères et en fonction des réactions, une dose en 9 CH du médicament le plus indiqué peut être donnée après la crise ; cela est particulièrement vrai pour les médicaments suivants : *Aconitum napellus, Chamomilla, Colocynthis, Nux vomica, Staphysagria*.

L'instabilité psychomotrice

En dehors de l'agitation purement motrice, les enfants peuvent réagir par diverses attitudes, plus « psychiques » que « motrices », qui ont la même signification. Les réactions de refus, d'opposition passive ou active, la bouderie, la jalousie excessive, ou encore une timidité exagérée sont des comportements réactionnels de l'enfant, fréquents, mineurs et banals. Ceux-ci cèdent souvent spontanément si les parents font preuve de bon sens et de tolérance, et si l'enfant est un minimum accessible à la raison. Un traitement homéopathique peut être envisagé dans les cas plus difficiles.

Voir aussi l'enfant agité page 142.

Les enfants opposants

Les réactions d'opposition sont des attitudes normales chez l'enfant. C'est un comportement banal de l'enfant vis-à-vis de l'autorité parentale. Elles doivent être contrôlées et aussi acceptées par les parents car elles servent de repères aux enfants.

Les opposants passifs

Ils ne s'opposent pas directement, mais n'écoutent pas vraiment leurs parents. Ce sont des enfants, généralement intelligents, qui disent souvent « oui » et en font plus ou moins à leur tête, transformant subtilement la consigne donnée pour ne pas être tout à fait dans leur tort. Ce sont souvent des bouders (attitude qui peut être aussi considérée comme une forme active d'opposition).

- *Natrum muriaticum* 9 CH est adapté à des enfants secrets, boudeurs ou contradicteurs, qui préfèrent la solitude et refusent la consolation.
- *Platina* 9 CH convient à des enfants orgueilleux, hautains, qui traitent par le mépris les injonctions parentales. Heureusement, ils sont rares, mais leur nombre s'accroît avec la tendance actuelle de « l'enfant roi » auquel on laisse tout faire et on pardonne tout.
- *Sepia* 9 CH correspond à des enfants qui, dans ces phases d'opposition, sont, au contraire, indifférents à tout, aux punitions comme aux sollicitations. Ils refusent la compagnie et veulent rester seuls. Cette attitude, si elle persiste ou se répète souvent, doit vous amener à consulter un médecin car elle est, parfois, annonciatrice d'une dépression de l'enfant. Celle-ci n'est pas exceptionnelle, mais difficile à détecter.
- *Staphysagria* 9 CH intéresse les enfants irritables, très nerveux, très sensibles à la réprimande et à tout ce qui les contrarie. Ils sont capricieux

mais intériorisent leurs colères qui « ressortent » sous la forme de tics, de tremblements, d'insomnies ou autres, telles des coliques ou des toux persistantes.
Posologie (pour tous ces médicaments) : 2 granules au réveil.

Les opposants actifs

Nous avons déjà vu les coléreux ; la jalousie est une autre forme de l'opposition active qui permet à l'enfant d'être pris en considération.

- *Lachesis mutus* 15 CH, 1 dose, aide les enfants passagèrement jaloux de la naissance d'un petit frère ou d'une petite sœur. Ils sont aussi souvent jaloux sans raison.
- *Hyosciamus* 9 CH correspond à des enfants méfiants, soupçonneux, d'une jalousie maladive, sujets aux tics, aux terreurs nocturnes, et aux grincements de dents la nuit.
- *Ignatia amara* 9 CH est indiqué chez des enfants avides d'affection, d'humeur changeante, passant facilement du rire aux larmes et inversement à la moindre occasion. Ils poussent déjà des soupirs et n'aiment pas être consolés.
- *Lycopodium clavatum* 9 CH pour les petits enfants autoritaires aux colères incontrôlables ayant peur de la solitude et manquant de confiance en eux.
- *Platina* 9 CH pour « l'enfant roi » qui traite avec mépris les injonctions parentales (voir rubrique précédente).

Posologie (pour tous ces médicaments) : 2 granules au réveil.

Voir aussi les coléreux page 71.

Plaintes diverses

Voir les chapitres sur l'enfant agité page 142,
sur les douleurs abdominales psychogènes page 133,
et sur les troubles du sommeil page 231.

ANOREXIE

Anorexie signifie « perte d'appétit » ; elle survient dans plusieurs circonstances et a des origines différentes selon qu'il s'agit du nourrisson ou du petit enfant.

Anorexie banale du nourrisson

Bon appétit ne signifie pas obligatoirement bonne santé. Sachez accepter que, comme vous, votre bébé puisse avoir moins faim de temps en temps. S'il grandit et grossit normalement[1], vous n'avez aucune inquiétude à avoir.

> CONSULTEZ SI VOTRE BÉBÉ S'ARRÊTE DE MANGER BRUTALEMENT SANS RAISON APPARENTE, S'IL NE GROSSIT NI NE GRANDIT PENDANT UN LONG MOMENT, OU S'IL PERD DU POIDS.

Si votre enfant vient de tomber malade

Les causes

Ne vous inquiétez pas, l'adulte ou l'enfant malade mange naturellement moins. Après 8 à 10 jours, dès qu'il sera guéri, votre bébé retrouvera spontanément l'appétit. Cette perte d'appétit est même salutaire car elle évite les troubles digestifs qui compliquent souvent une maladie infectieuse. Mais attention, veillez à ce qu'il boive suffisamment et surveillez son poids (voir le chapitre sur la déshydratation page 124).

Le traitement homéopathique

À l'issue de la maladie, si l'appétit tarde à revenir, vous l'aiderez en lui donnant :

---

1. Consultez les courbes de corpulence pages 274-275.

- *China* 7 CH : 1 dose, si la perte d'appétit survient après une gastro-entérite ou une diarrhée importante.
- *Æthusa cynapium* 7 CH, si l'enfant a beaucoup vomi.
- *Abrotanum* 7 CH, si l'enfant après une diarrhée importante de plus ou moins longue durée ne reprend pas son poids initial ou continue de maigrir malgré un appétit retrouvé. Consultez.

Posologie (pour tous ces médicaments) : 2 granules au réveil et au coucher pendant 8 jours.

Si le trouble de l'appétit est plus ancien

Vous avez déjà probablement consulté votre médecin.

Les causes

Les erreurs diététiques sont parmi les causes le plus souvent rencontrées : soit dans la préparation des biberons, soit à cause d'une trop grande rigueur dans le calcul de la ration et les horaires de repas, soit dans une diversification trop précoce, soit encore dans une suralimentation.

- Avant six mois, si votre enfant est en parfaite santé mais termine difficilement le biberon et le vomit dès qu'on le force, vous le suralimentez probablement sans vous en rendre compte. Surtout n'insistez pas pour qu'il finisse ses repas et consultez votre médecin afin qu'il adapte les rations à ses besoins réels. Dans ce cas, la courbe de corpulence est normale.
- Si, au contraire, votre enfant a grossi normalement, puis se met subitement à ne plus prendre de poids, vous devez consulter votre médecin, de même si cette perte d'appétit a été très précoce (le premier mois) et que l'enfant présente un véritable désintérêt pour la nourriture.
- Après six mois, cette attitude est une réaction d'opposition, qui apparaît souvent lors du sevrage ou de la diversification de l'alimentation, et doit être abordée avec tact. Vous ne devez pas forcer votre enfant à manger, car vous risquez d'entrer dans la conduite d'opposition de l'enfant, d'installer une relation conflictuelle et de faire des repas une source permanente de tension qui perpétuera ce trouble.

Surtout, ne vous braquez pas, soyez naturelle et aimante avec votre enfant. En dehors des périodes de repas, stimulez son éveil, passez du temps à jouer avec lui, à le câliner, plutôt que de vous battre avec lui pendant les repas. N'enrichissez pas les repas, évitez les régimes monotones, rappelez-vous que l'enfant grandit et grossit par paliers et acceptez même que votre enfant saute un repas. Ne rusez pas pour qu'il mange, ne jouez pas non plus avec lui dans ce but.

Le traitement homéopathique

Si vous supportez difficilement cette situation, vous pouvez vous faire aider par votre médecin homéopathe qui vous proposera un traitement de terrain adapté.

De plus, sachez que certains enfants naturellement minces peuvent aussi bénéficier de traitement de fond qui peut les aider dans leur croissance. Ces principaux médicaments sont :

- *Natrum muriaticum* 9 CH, chez l'enfant qui a bon appétit mais ne grossit pas. Le rêve de tout adulte qu'on refuse à l'enfant ! C'est un enfant maigre du haut du corps (thorax et membres supérieurs) avec un gros ventre. Les acquisitions de la marche, de la parole sont lentes. Il est frileux, s'enrhume facilement et a des allergies.

- *Silicea* 9 CH, un peu comme *Natrum muriaticum* mais avec une tête plus grosse, et une apparence plus âgée ; sinon, il a parfois le même appétit et le même retard dans les acquisitions, une large fontanelle qui se ferme tardivement. Il refuse les biberons chauds, a soif la nuit ; il est très frileux et s'enrhume facilement. Il digère mal, voire vomit le lait maternel et supporte mal les vaccinations.

- *Calcarea phosphorica* 9 CH convient aux nourrissons minces, longilignes, vifs, éveillés, au ventre mou. L'appétit est variable, plutôt bon ; le lait et les aliments lactés sont peu appréciés. Dans ce contexte, la diversification alimentaire se fait facilement. Là encore, les acquisitions sont lentes, et même les poussées dentaires sont longues et pénibles.

- *Lycopodium clavatum* 9 CH convient au nourrisson d'apparence sérieuse et plus âgé, au regard vif, qui saute goulûment sur son biberon mais s'arrête de téter au bout de quelques gorgées. Il réclame à boire ou à manger la nuit, il est facilement ballonné et émet de nombreux gaz qui ne le soulagent pas. Le poids et la taille sont normaux.

Posologie (pour tous ces médicaments) : 2 granules au réveil pendant un mois, puis consultez votre médecin homéopathe.

Anorexie banale du petit enfant

Faut-il s'inquiéter ?

Les parents s'inquiètent rapidement dès qu'ils constatent une diminution de l'appétit de leur enfant en pleine croissance. Cela est pourtant normal, car entre deux et huit ans, la croissance ralentit, et l'appétit aussi naturellement. Évitez donc de créer des tensions au moment des repas, n'insistez pas trop pour qu'il finisse ses plats. Par contre, si votre enfant mange très peu lors des repas, restreignez son alimentation entre ceux-ci, afin qu'il ait faim au bon moment. Un enfant qui a une courbe de corpulence normale ou qui suit le même rythme — un enfant plutôt mince et qui le reste — est en bonne santé. Vous pouvez être rassuré, si vous ne l'êtes pas, consultez votre médecin.

Le traitement homéopathique

Quand le manque d'appétit est manifeste et durable sans raison, quelques remèdes de terrain, qui aident aussi à la croissance, peuvent convenir à votre enfant. On retrouve les médicaments déjà décrits chez le nourrisson :

- *Natrum muriaticum* 9 CH : l'enfant mange toujours bien mais ne grossit pas. Il boit beaucoup, aime les aliments salés, ajoute du sel à table, n'aime pas le pain ni les aliments gras. Il a des coups de pompe accompagnés de fringales vers 10 heures du matin. Il reste maigre du haut du corps, notamment du thorax ; il est frileux, et tombe plus facilement malade au bord de la mer. Sa propension aux allergies, notamment à l'eczéma et aux rhinites allergiques (rhume des foins), se confirme.
- *Silicea* 9 CH convient aux enfants maigres ayant un petit squelette, dont la croissance est lente et retardée. Ils n'ont pas d'appétit, n'aiment pas la viande ni les aliments chauds. Ils préfèrent les aliments et les boissons froides, boivent beaucoup de jus de fruits, mangent trop de sucreries et pas assez de laitages dont ils ont particulièrement besoin. Les poussées dentaires sont longues et pénibles, les dents crénelées, les caries précoces. Les ongles parsemés de taches blanches cassent facilement. Ce sont des enfants têtus, remuants mais fatigables. Vifs et intelligents, ils ont des difficultés scolaires du fait de troubles de la mémoire et de l'attention.
- *Calcarea phosphorica* 9 CH : l'enfant reste longiligne, vif et éveillé, mais devient assez rêveur. Il conserve son bon appétit, est attiré surtout par les mets fumés et les charcuteries. Il est fatigable, ses résultats scolaires étant toujours moins bons en fin de trimestre. Les poussées dentaires restent longues et pénibles. L'appétit tarde à revenir quand il a été malade.
- *Lycopodium clavatum* 9 CH : l'enfant plus grand est toujours rassasié au bout de quelques bouchées, mais paradoxalement il devient de mauvaise

humeur s'il mange à une heure tardive ou inhabituelle. Il mange peu et très chaud, a faim la nuit, refuse les aliments nouveaux. Il préfère les aliments sucrés, n'aime ni les aliments gras et lourds, ne digère pas les oignons. Il est toujours sujet aux troubles digestifs, est facilement ballonné en fin d'après-midi, il émet de nombreux gaz qui ne le soulagent pas et fait des crises d'acétone.

Mais d'autres médicaments peuvent être indiqués :
- *Alumina* 9 CH correspond à des enfants n'ayant aucun appétit et, de plus, digérant mal. Ils apprécient les aliments indigestes ou non comestibles (craie, grains de café, riz cru), les fruits, les légumes ; ils n'aiment pas la viande, et ne digèrent ni les pommes de terre ni les féculents ou les farineux. Ils sont lents, fatigables, constipés (selles molles difficiles à expulser) et ont la peau très sèche.
- *China rubra* 7 CH est indiqué chez les enfants qu'il faut obliger, subtilement, à manger au début des repas car, chez ces petits chérubins, l'appétit vient en mangeant. Ils ont un goût amer à la bouche, n'aiment pas les fruits ni les aliments chauds. Ils se fatiguent vite, sont facilement ballonnés, et ont tendance à la diarrhée. Ce remède aide bien l'enfant à récupérer après une gastro-entérite ou une diarrhée importante.
- *Hydrastis canadensis* 9 CH convient à l'enfant maigre qui n'aime pas manger. Il n'a pas d'appétit, vient à table à reculons, se plaint de nausées et d'une sensation de vide à l'estomac qui n'est pas améliorée en mangeant. Il digère mal d'une façon générale, refuse et ne tolère ni le pain ni les légumes. Il est constipé et n'a pas envie d'aller à la selle.

Posologie (pour tous ces médicaments) : 2 granules au réveil pendant 1 mois, puis consultez votre médecin homéopathe.

Pour aider votre enfant à retrouver l'appétit et favoriser sa croissance, donnez-lui du *Rexorubia*® : une demi-cuillerée à café, 2 fois par jour.

Oligo-éléments de CuAuAg et de MnCu en alternance 1 jour sur 2.

ANXIÉTÉ DE SÉPARATION

Voir page 233.

APPÉTIT

Perte d'appétit

Voir anorexie banale page 74.

Trop d'appétit

Voir page 145.

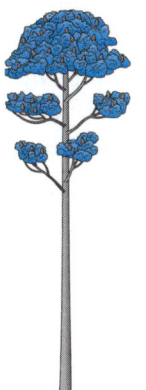

China rubra

ASTHME

L'asthme est dû à un spasme des bronches et à une inflammation des voies respiratoires.

> CONSULTEZ IMMÉDIATEMENT — EN L'ABSENCE D'AMÉLIORATION DANS LE QUART D'HEURE QUI SUIT LA CRISE — SI L'ENFANT EST JEUNE — SI L'ASTHME EST GRAVE ET CONNU — EN CAS D'AGITATION OU DE SOMNOLENCE — EN CAS D'IMPOSSIBILITÉ DE PARLER OU DE RESPIRER.

Diagnostic

Le diagnostic est souvent suspecté par les parents lorsque l'un d'eux est asthmatique.
– Typiquement, les crises d'asthme sont nocturnes : une respiration sifflante et difficile réveille le malade et l'oblige à s'asseoir pour retrouver son souffle. Elles peuvent durer quelques minutes ou quelques heures, et se terminent généralement par une toux et l'émission de crachats.
– Le médecin, par des examens complémentaires, confirmera le diagnostic.
  Actuellement, un nourrisson qui présente des épisodes de sifflements répétés, à trois reprises ou plus, est considéré comme asthmatique.
  Chez l'enfant, une toux persistante doit faire rechercher un asthme, surtout si des membres de la famille sont allergiques.

Principales complications

– À court terme, lors des crises : risque d'insuffisance respiratoire aiguë.
– À long terme : risque d'insuffisance respiratoire chronique.

Règles d'hygiène

Elles consistent en la lutte contre les facteurs responsables de toutes les manifestations allergiques respiratoires[1]. Ces facteurs sont les allergènes eux-mêmes — pollens, médicaments (aspirine notamment), conservateurs alimentaires (sulfites, agents antioxydants), etc. — et la pollution (intérieure et extérieure) physico-chimique de l'air.

La pollution intérieure concerne le lieu d'habitation, notamment les acariens, la poussière de maison, les allergènes d'animaux domestiques (chats, chiens, chevaux en particulier), les allergènes des moisissures et des plantes. Toujours au domicile, le rôle des polluants chimiques (peinture, vernis, produits ménagers, etc.) est loin d'être négligeable, de même que l'habitat dans des lieux humides et chauds. Toutes ces raisons font qu'une aération quotidienne et suffisante des locaux est indispensable pour limiter la pollution intérieure. L'école aussi est un lieu de vie de l'enfant dans lequel il faut rechercher d'éventuels facteurs déclenchants.

En ce qui concerne la pollution extérieure, le rôle de la pollution atmosphérique (automobile, industrielle, chauffage au fuel ou au charbon) est actuellement très discuté, l'asthme paraissant aggravé par la pollution, mais non déclenché par elle, sauf pour les particules diesels qui semblent réellement allergisantes.

L'asthme à l'effort et au froid existe ; l'enfant qui en souffre doit bien sûr éviter ces situations.

Prévention

– Traitez l'allergie, présente neuf fois sur dix, et un éventuel reflux gastro-œsophagien, plus fréquent chez les petits asthmatiques.
– Prévenez les infections virales car chez l'enfant, habituellement, elles déclenchent ou aggravent les crises d'asthme.
– Sachez que les facteurs psychologiques (émotions, stress) et la puberté modulent l'évolution de l'asthme.
– Évitez les atmosphères confinées : le tabagisme passif subi par les enfants augmente la sensibilisation à l'asthme.
– Effectuez des séjours réguliers à des altitudes supérieures à 1 500-2 000 mètres.

---

1. Poitevin B., Chemouny B., *Le Guide des allergies*, Odile Jacob, Paris, 2001. Chemouny B., « Les allergies : enjeu de santé publique », *Connaître et agir*, Institut UCB de l'allergie.

Voir aussi les rhinopharyngites à répétition page 211
et le reflux gastro-œsophagien page 205.

Le traitement homéopathique

Traitement des crises

N'attendez pas que votre enfant soit en crise pour lire cette rubrique. Choisissez avec votre médecin homéopathe les médicaments adaptés et ayez-les à votre disposition en cas de crises. *N'hésitez jamais à utiliser des traitements classiques si la crise ne cède pas très rapidement.*

Systématiquement

Le plus efficace, pour traiter les crises, est d'alterner toutes les minutes *Ipeca* 5 CH et *Antimonium tartaricum* 5 CH. Pensez à espacer les prises dès que la respiration redevient normale.

- *Ipeca* 5 CH convient particulièrement aux asthmes de l'enfant survenant chaque année à la même époque. La toux sèche et quinteuse provoque des nausées et des vomissements qui ne soulagent pas le malade. La langue est propre.
- *Antimonium tartaricum* 5 CH quand la crise, le plus souvent nocturne (vers 3-4 heures du matin), s'accompagne d'une respiration bruyante et pénible. L'enfant est très encombré, il est obligé de s'asseoir pour mieux respirer. Malgré une toux grasse, il émet difficilement des crachats. Sa langue est blanche et il a des nausées.

Selon les cas

Des médicaments plus spécifiques peuvent être indiqués :
- *Arsenicum album* 9 CH reproduit la crise d'asthme typique qui réveille l'enfant entre 1 heure et 3 heures du matin. Pendant celle-ci, l'enfant est très anxieux, très agité, il change sans cesse de position, se sent mieux assis, mais se lève souvent. Il veut respirer de l'air frais et ouvre parfois les fenêtres.
- *Aralia racemosa* 9 CH quand l'asthme est déclenché par une rhinopharyngite ou une rhinite allergique. Il se traduit par des difficultés respiratoires aggravées lorsque l'enfant est allongé, surtout au coucher ou dans le premier sommeil.
- *Cuprum metallicum* 5 CH : asthme nocturne qui s'accompagne d'une cyanose (coloration bleu violacé) de la face et de violentes quintes de toux sèche difficilement supportées. Celles-ci sont améliorées par les

boissons froides. Un traitement allopathique complémentaire est parfois nécessaire.
- *Blatta orientalis* 5 CH, en complément d'*Ipeca* et d'*Antimonium tartaricum* si l'encombrement bronchique est important et l'expectoration très difficile.

Posologie : si un médicament ressort nettement, le prescrire en 9 CH toutes les 2 minutes, puis espacer les prises avec l'amélioration.

Voir aussi le chapitre sur les bronchiolites page 84.

Traitement de terrain

La consultation d'un médecin homéopathe est indispensable pour déterminer les causes de la maladie (en coopération avec un médecin allergologue), juger de sa gravité, et de l'opportunité ou non d'une thérapeutique de terrain. Ce traitement a pour but d'être préventif, c'est-à-dire de limiter la fréquence des crises, leur intensité quand elles surviennent, et l'évolution de la maladie.

En attendant de consulter, voici un médicament homéopathique qui a fait ses preuves chez l'enfant : *Santaherba*®, 10 gouttes par jour au réveil pendant 1 mois.

Les cures thermales

Les avis des pneumologues sont partagés sur l'efficacité des cures thermales. Elles ont l'intérêt d'apprendre aux asthmatiques à mieux connaître leur maladie et, quand ces cures sont situées en altitude, au-delà de 1 500-2 000 mètres, de permettre une éviction totale des acariens qui sont absents à cette hauteur.

Allevard, Amélie-les-Bains, Cambon-les-Bains, La Bourboule, Le Mont-Dore, Saint-Honoré sont les stations thermales les plus recommandées.

BALANCEMENT DE LA TÊTE

Voir rythmies page 224.

BRONCHIOLITE AIGUË

La bronchiolite est une infection virale qui se traduit par des difficultés respiratoires. C'est heureusement une affection qui se complique rarement, mais il ne faut pas hésiter à consulter votre médecin si vous le jugez utile.

> CONSULTEZ IMMÉDIATEMENT SI VOTRE BÉBÉ — A MOINS DE TROIS MOIS OU EST UN ANCIEN PRÉMATURÉ — RESPIRE MAL — MANGE PEU — EST ALLERGIQUE.

Comment la reconnaître ?

La bronchiolite survient généralement, chez le nourrisson de moins de dix-huit mois, dans les 48 heures suivant le début d'une rhinite. Le nourrisson se met à respirer vite et bruyamment ; son expiration est difficile.

Ensuite, il peut avoir une toux saccadée et de la fièvre (38 °C).

Si votre enfant commence à ne plus terminer son biberon ou est essoufflé en le prenant, s'il vous paraît fatigué, vous devez appeler le médecin.

Quels sont les risques ?

Deux risques immédiats pour lesquels vous devez appeler aussitôt le médecin

– Le risque de détresse respiratoire : celle-ci se manifeste au tout début par des lèvres et un pourtour de bouche qui commencent à bleuir, par des inspirations de plus en plus amples et difficiles, avec un thorax qui se creuse, et une respiration sifflante de tonalité aiguë.
– Le risque de déshydratation rapide : si votre enfant mange moins et se met à vomir.

À plus long terme, les bronchiolites
– Peuvent traîner ou récidiver.

– Annoncer une maladie asthmatique : 50 % des nourrissons ayant eu des bronchiolites deviennent asthmatiques en grandissant.

Comment la prévenir ?

– En période hivernale, les frères ou les sœurs enrhumés, *a fortiori* les parents ou les adultes, essaieront de ne pas câliner le bébé de la famille et se laveront bien les mains avant de l'approcher. S'ils ne peuvent résister, ce qui est bien normal, ils pourront néanmoins l'embrasser sur les jambes ou les pieds.
– Dans ces périodes, évitez les échanges de biberon, de couverts ou de tétines entre les enfants.
– Évitez, si possible, de mettre votre bébé en crèche avant l'âge de six mois.
– Essayez d'enrayer immédiatement la rhinopharyngite.
– Aérez la chambre régulièrement et maintenez une température à 19 °C.

Quelle attitude devez-vous adopter ?

Pour dormir, votre enfant doit être en position allongée sur le dos, sur un lit incliné à 30°, la tête en haut.

Le bébé est maintenu dans le lit au niveau de la couche par des liens en tissu ; évitez les épingles de sûreté.

Vous devez lui déboucher le nez régulièrement

Mélangez une ampoule d'oligo-éléments d'argent et de sérum physiologique (*Prorhinel*®). Nettoyez-lui le nez doucement, narine par narine, la tête tournée sur le côté, avant chaque repas (4 fois par jour). Refaites le mélange au moins 1 fois par jour. Ne poursuivez pas l'oligo-élément d'argent plus de 3 ou 4 jours, car il irrite le nez facilement.

Vous devez fractionner les repas

C'est-à-dire diminuer la quantité des biberons et augmenter leur nombre.
Donnez à boire régulièrement à l'enfant. En cas de vomissements, prévenez la déshydratation (page 124) et appelez votre médecin.

En cas de fièvre

Reportez-vous à ce chapitre page 158.

*La kinésithérapie respiratoire
est la phase essentielle du traitement*

Une ou deux séances par jour sont indispensables pour évacuer les sécrétions épaisses de l'arbre respiratoire.

Le traitement homéopathique

Les remèdes les plus indiqués au début sont :
- *Sambucus nigra* 5 CH : la bronchiolite est précédée d'un rhume avec un nez bouché. Les difficultés respiratoires, notamment à l'expiration, sont améliorées quand le nourrisson est assis. La toux, habituellement quinteuse, prédomine la nuit.
- *Chlorum* 5 CH : pour ce remède, la bronchiolite est devancée par un écoulement nasal aqueux et irritant. La toux quinteuse quasi continuelle est aggravée la nuit ; l'expiration est plus difficile que l'inspiration.
- *Belladonna* 5 CH sera associé à l'un de ces deux remèdes pour calmer l'inflammation des voies respiratoires et lutter contre la fièvre.

Ensuite, continuez les remèdes précédents et ajoutez en attendant le médecin, soit :
- *Ipeca* 7 CH est le plus souvent indiqué. Il convient particulièrement quand la toux sèche et quinteuse — aggravée en buvant ou en mangeant — provoque des vomissements de mucosités ou d'aliments.
- *Phosphorus* 7 CH, si la bronchiolite n'a pas été précédée de rhinite. La toux sèche, douloureuse, épuisante, ébranle le bébé. Une cyanose des lèvres peut apparaître.
- *Antimonium tartaricum* 5 CH, quand la respiration est particulièrement bruyante et pénible. Les difficultés respiratoires sont aggravées la nuit (vers 3-4 heures du matin). L'enfant est mieux en position assise. Là aussi, une cyanose des lèvres peut commencer.
- *Ammonium carbonicum* 7 CH, chez le nourrisson au nez bouché la nuit qui respire par la bouche. L'encombrement bronchique est audible, la respiration de l'enfant est rapide et sifflante, il existe une toux pire en fin de nuit.

Posologie (pour tous ces médicaments) : donnez le traitement très souvent, c'est-à-dire au début 2 granules après chaque quinte de toux si nécessaire, puis espacez les prises avec l'amélioration ; passez à 5 fois par jour pendant 2 jours, puis 3 fois par jour pendant 4 jours.

Pour prévenir la surinfection, ajoutez 1 ampoule par jour d'oligo-éléments de cuivre 2 fois par semaine (voir annexe page 273).

BRONCHITE AIGUË

La bronchite aiguë se manifeste essentiellement par une toux qui varie selon le stade de la maladie.

> Consultez si la fièvre persiste au-delà de 5 jours.

Comment la reconnaître ?

– La bronchite aiguë est une inflammation de l'arbre trachéo-bronchique survenant après un rhume banal. La pollution atmosphérique, le froid, la fatigue, la malnutrition sont des facteurs prédisposants.
– L'apparition d'une toux sèche, sans expectoration (crachement), marque le début de la bronchite ; celle-ci est suivie, quelques heures ou jours plus tard, par l'émission de crachats infectés ou non. Une fièvre entre 38 et 39 °C apparaît et dure en moyenne 3 à 5 jours.
– La toux peut subsister plusieurs semaines sans conséquences. En revanche, la persistance de la fièvre au-delà de 5 jours doit vous amener à consulter, car celle-ci évoque la survenue d'une pneumonie sous-jacente.

Le traitement homéopathique

Reportez-vous au chapitre sur les trachéo-bronchites page 245 ;
si la température est élevée, consultez le chapitre concernant
les fièvres de l'enfant page 158.

BRÛLURES

Les mesures de prévention sont particulièrement importantes, car ce sont malheureusement les petits enfants qui sont les plus exposés.

> CES INFORMATIONS CONCERNENT LES BRÛLURES SUPERFICIELLES, LOCALES ET PEU ÉTENDUES, DONNANT AU MIEUX UNE ROUGEUR DIFFUSE DE LA PEAU (BRÛLURES DU PREMIER DEGRÉ ÉQUIVALENTES AU COUP DE SOLEIL) ET AU PIRE DES CLOQUES (PHLYCTÈNES) TRÈS DOULOUREUSES (BRÛLURES SUPERFICIELLES DU PREMIER DEGRÉ). DANS TOUS LES AUTRES CAS, VOUS DEVEZ AMENER VOTRE ENFANT CHEZ LE MÉDECIN OU APPELER LE SAMU.

Conduite à tenir en cas de brûlures

Amenez votre enfant chez le médecin ou appelez le SAMU, si les brûlures
– concernent le visage ou le bassin, quelle que soit leur étendue ;
– touchent tout un bras ou une jambe par exemple ;
– sont étendues aux mains et aux pieds ;
– s'il s'agit d'un enfant de moins de cinq ans ;
– en présence de pus sur la brûlure au bout de 48 heures.

N'appliquez pas
– de beurre ni d'autres produits gras ;
– d'éosine car elle masque l'aspect de la brûlure ;
– de biogaze chez le petit enfant (jusqu'à six à huit ans) car elle contient du camphre qui peut provoquer des convulsions ;
– de pommades aux corticoïdes qui retardent la cicatrisation ;
– de pommades aux antibiotiques à l'origine d'effets secondaires et qui, de plus, risquent de sélectionner un germe.

Vérifiez que la vaccination antitétanique est à jour

Surveillez sa température

En cas de brûlures graves
– Appelez immédiatement le SAMU.
– Retirez les vêtements de votre enfant s'ils sont en tissu naturel. Laissez au contact de la peau ceux en fibres synthétiques car leur retrait risque d'aggraver les lésions, mais arrosez-les d'eau froide pour éviter qu'ils continuent de se consumer sans flammes apparentes.
– En cas de brûlures par un produit chimique, mettez des gants, si vous en avez à proximité, déshabillez votre enfant le plus rapidement possible et douchez-le.
– Allongez ensuite votre enfant, enveloppez-le dans une couverture de survie ou dans plusieurs couvertures, afin de le réchauffer. **Vous devez refroidir les brûlures et réchauffer son corps.**
– Ne lui donnez pas à boire.
– Calmez la douleur en lui mettant un suppositoire de paracétamol.

Quelques mesures préventives simples

La majorité des brûlures de l'enfant surviennent dans la cuisine ou dans la salle de bains, soit par la projection de liquide chaud, soit au contact d'un objet chaud, cuisinière, four, plaque chauffante, fer à repasser, bain trop chaud.

Un chauffe-eau mal réglé qui délivre une eau à 60 °C provoque en 3 secondes une brûlure du troisième degré chez un nourrisson.

Pour éviter les brûlures :
– Ne laissez jamais les poignées des casseroles dépasser de la cuisinière.
– Apprenez à votre enfant à ouvrir toujours le robinet d'eau froide avant celui d'eau chaude, et après l'avoir utilisé, à fermer le robinet d'eau froide en dernier. Apprenez-lui aussi à se servir des mitigeurs.
– Avant de lui donner une boisson chaude (lait, soupe, etc.), vérifiez vous-même la température, car c'est l'une des principales causes de brûlures chez l'enfant (15 % des cas).
– Ne laissez pas les enfants s'approcher des barbecues et méfiez-vous des projections de flammes provoquées par l'utilisation de l'alcool à brûler.

Brûlures • *L'homéopathie pour l'enfant*

Les soins locaux

Agissez :
– Passez immédiatement la partie brûlée sous l'eau froide, sans pression, à 10 cm de la peau, entre 15 et 25 °C, pendant cinq minutes, et ce jusqu'à ce que l'enfant ne souffre plus et ressente une sensation de bien-être. Des études ont montré que le passage sous l'eau diminuait la profondeur de la lésion, l'œdème, la douleur et même la mortalité lors des brûlures graves.

Appliquez 3 fois par jour sur la brûlure une *pommade au calendula par digestion*®.

Le traitement homéopathique

Donnez à votre enfant :
- *Arnica montana* 5 CH, et, pour prévenir l'infection, *Pyrogenium* 5 CH. Associez selon l'aspect de la brûlure l'un des médicaments suivants :
- *Belladonna* 5 CH, dans les brûlures superficielles peu étendues se manifestant par une intense rougeur de la peau et une douleur améliorée par l'eau froide.
- *Apis mellifica* 5 CH : la peau présente un léger œdème rouge rosé s'accompagnant de douleurs piquantes et brûlantes, améliorées par les applications d'eau froide.
- *Rhus toxicodendron* 5 CH, si la brûlure s'accompagne de petites vésicules (cloques).
- *Cantharis* 5 CH, si au contraire, la brûlure s'accompagne de larges vésicules.

Posologie (pour tous ces médicaments) : 2 granules des médicaments indiqués toutes les 10 minutes juste après la brûlure. Puis espacez les prises au fur et à mesure que la douleur diminue. Continuez au rythme de 5 fois par jour pendant quelques jours.

Immédiatement après les premiers gestes d'urgence (soins locaux) et avant de mettre de la *pommade au calendula par digestion*® sur les parties brûlées, appliquez, pure, avec une compresse, de l'huile essentielle de *Lavendula vera* (lavande vraie) qui a une action cicatrisante et antalgique puissante.

CAUCHEMARS

Les cauchemars surviennent souvent dans la deuxième partie de la nuit ; la peur est grande, mais l'enfant est accessible à la raison ; il répond aux questions mais a beaucoup de mal à se rendormir. Il se souvient de son cauchemar au réveil. Celui-ci résulte souvent d'une situation effrayante (télévision, histoire de petits camarades) que l'enfant a subie dans la journée. Si les cauchemars sont peu fréquents et surviennent dans ces circonstances, un traitement est inutile. Un gros câlin suffit souvent à rassurer l'enfant et l'aide à se rendormir sereinement. Si vous savez que certaines circonstances risquent de déclencher un cauchemar, au coucher donnez-lui les deux médicaments suivants :

- 5 granules de *Valeriana* 1 DH,
- 2 granules d'*Ignatia amara* 9 CH chez l'enfant hyperémotif.

Préférez ou associez :

- *Opium* 9 CH, si l'enfant fait un cauchemar à la suite d'une colère qu'il a eue dans la journée.
- *Aconitum napellus* 9 CH, si le cauchemar est consécutif à une grosse frayeur survenue dans la journée.

Posologie (pour tous ces médicaments) : en prévention 1 dose au coucher, sinon 1 dose au moment du cauchemar.

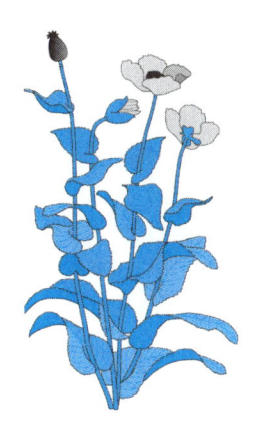

Opium

CÉPHALÉES

Les céphalées ou maux de tête sont très fréquents chez l'enfant. À sept ans, 40 % des enfants se sont déjà plaints de céphalées, et 75 % à quinze ans. Les causes en sont multiples.

> CONSULTEZ SI LES MAUX DE TÊTE SURVIENNENT
> — DE FAÇON AIGUË, INATTENDUE,
> INHABITUELLE — RÉGULIÈREMENT.

Comment les reconnaître ?

Il faut distinguer d'emblée les céphalées aiguës de celles qui surviennent régulièrement et sont connues de l'enfant et de son entourage.

Les céphalées qui surviennent de façon aiguë, inattendue, inhabituelle

■ Peuvent être associées à une fièvre :
– élevée et à des troubles de la conscience ou du comportement : dans ce cas, une consultation en urgence s'impose, car il peut s'agir d'une méningite ;
– modérée au décours d'une rhinopharyngite ou d'une maladie infectieuse ORL : en fonction de l'âge de votre enfant et de l'intensité des symptômes, vous exercerez une surveillance plus ou moins attentive et consulterez si vous le jugez nécessaire.

■ Peuvent être isolées, c'est-à-dire sans fièvre, ni autres signes évidents ; dans ce cas, un avis médical est indispensable. Vous vous rendrez systématiquement chez le médecin :
– si le mal de tête est violent, aigu, inhabituel ;
– si le mal de tête survient après un traumatisme crânien ou un effort violent ;
– si votre enfant a pris ou si vous lui avez donné des médicaments.

Si les maux de tête sont connus

Votre médecin a déjà fait le diagnostic si les maux de tête sont anciens et chroniques. Il vous a rassuré et a trouvé l'origine de ceux-ci. En dehors des maladies graves et organiques, quand les céphalées sont :
– habituelles et récurrentes, il s'agit probablement de migraines ;
– plus ou moins continues et bien tolérées, de céphalées chroniques ou psychogènes.

Le traitement homéopathique

Des céphalées aiguës

En cas de céphalées aiguës, consultez votre médecin ou reportez-vous aux chapitres correspondant aux rhinopharyngites (page 211) ou aux maladies infectieuses ORL (sinusites, page 228, trachéo-bronchites, page 245).

Les céphalées récidivantes

Il s'agit essentiellement des migraines et des céphalées d'attention.

La migraine commune

Les migraines touchent environ 10 % des enfants et commencent vers l'âge de dix ans. Elles sont connues de l'enfant et de son entourage. La forme la plus habituelle est celle dite « commune » de l'enfant. Il en existe d'autres types chez l'enfant qui nécessitent une consultation médicale, voire un avis spécialisé. Dans plus de 80 % des cas, l'un des parents est aussi un migraineux. Dans ce cadre, le mal de tête est intense ; l'enfant s'arrête de jouer, désire s'allonger. Il est pâle, a mal au ventre, parfois plus qu'à la tête, il a envie de vomir et vomit parfois. Il se plaint de douleurs pulsatiles d'un côté de la tête, et s'endort prostré dans le noir et le silence. À son réveil, il ne souffre plus.

Les deux jours précédant la crise, votre enfant est généralement irritable, triste, somnolent ; il dort mal et manque d'appétit. Quelques heures avant, il peut se plaindre de quelques points blancs scintillant devant les yeux ou de fourmillements et/ou d'engourdissements.

Chez l'enfant de moins de sept ans, ces signes sont rarement retrouvés et les maux de tête sont présents des deux côtés.

Quand le mal de ventre prédomine, le diagnostic est parfois évoqué tardivement.

La migraine commune nécessite un traitement de terrain par votre médecin homéopathe. Les remèdes retrouvés le plus souvent sont :

- *Bryonia alba* 9 CH quand l'enfant se plaint d'un mal de tête surtout frontal. Il préfère rester immobile, car la douleur s'aggrave dès qu'il bouge. C'est un enfant habituellement capricieux, qui ne sait pas vraiment ce qu'il veut, têtu aussi, râleur, voire coléreux si « monsieur » est dérangé.
- *Ferrum metallicum* 9 CH, chez un enfant pas encore propre le jour, qui se plaint dans son langage d'avoir des « battements » dans la tête et des « douleurs au cuir chevelu ».
- *Gelsemium sempervirens* 9 CH convient à l'enfant peureux qui se plaint d'un mal de tête — avec sensation de lien serré au-dessus des yeux — précédé de troubles de la vue ou de fourmillements dans les membres. L'enfant est abruti par la douleur, il ne peut plus rien faire, la lumière le gêne. La crise se termine par une abondante émission d'urine. Le mal de tête peut être déclenché, par exemple, par la perspective très proche d'un devoir sur table.
- *Nux vomica* 9 CH, pour un enfant ayant des céphalées frontales, chez lequel les troubles digestifs prédominent. Au réveil, l'enfant ne se sent pas bien, se plaint de nausées, d'un mal de tête et vomit parfois pour se soulager. Ces troubles surviennent chez des enfants irritables, coléreux, surmenés par de multiples activités parascolaires. Ils sont aussi déclenchés par des abus alimentaires.

Les équivalents migraineux

Il existe des symptômes, autres que les maux de tête, qui, pour le médecin, équivalent à des migraines. Ces symptômes peuvent être des douleurs abdominales aiguës, des vomissements particuliers, des diarrhées. Ces manifestations nécessitent une consultation médicale car elles trompent facilement médecin et malade.

Voir aussi le chapitre sur les douleurs abdominales page 131.

Les céphalées d'attention

Elles commencent généralement un quart d'heure après le début du travail scolaire ou de la concentration, elles persistent pendant toute la durée de l'effort intellectuel et se terminent environ une demi-heure après.

Elles gênent le travail scolaire et peuvent être à l'origine de mauvais résultats.

- *Anacardium* 9 CH, quand les maux de tête surviennent de façon subite la veille ou le jour de l'examen. Ils prédominent aux tempes, en bandeau serré, et sont améliorés en mangeant. La mémoire, la concentration, l'initiative et le pouvoir de décision sont aussi affectés.
- *Calcarea phosphorica* 9 CH est indiqué chez les enfants dont les résultats scolaires chutent en fin de trimestre. Dans ces périodes, ils se fatiguent vite, se plaignent de maux de tête et de difficultés de concentration.
- *Kalium phosphoricum* 15 CH, quand les maux de tête sont quasi quotidiens et localisés à la région occipitale. Perte de la mémoire et céphalées s'accentuent avant les examens, les maux de tête persistent pendant ; une confusion des leçons apprises s'installe. Les céphalées sont améliorées en mangeant.
- *Onosmodium* 7 CH, dans les céphalées des jeunes enfants ayant des troubles oculaires, des difficultés d'accommodation notamment.
- *Phosphoricum acidum* 15 CH, quand les céphalées, déclenchées au moindre travail intellectuel, sont localisées au vertex et à la nuque. Elles s'accompagnent de troubles de la mémoire et de la compréhension et surviennent souvent chez un enfant ou un étudiant dépressif.
- *Picricum acidum* 9 CH, pour les étudiants surmenés devenus incapables d'effectuer le moindre travail intellectuel à cause des maux de tête ou des douleurs de l'épine dorsale qu'il provoque. Chez l'enfant, les maux de tête surviennent pendant et après la classe.
- *Tuberculinum* 9 CH convient à un enfant fatigable, longiligne, remuant, turbulent. Intelligent, cet enfant peut se trouver handicapé par les maux de tête que provoque le travail intellectuel puisqu'ils peuvent être la source de son échec scolaire. Les céphalées sont soulagées temporairement en mangeant.

Posologie (pour tous ces médicaments) : 2 granules au réveil pendant 1 mois, puis consultez votre médecin homéopathe.

Les céphalées chroniques

Contrairement aux céphalées récidivantes, elles ont un caractère beaucoup plus permanent, elles sont moins intenses, plus sourdes, mieux tolérées et leur début est moins marqué.

Les céphalées de tension

Les céphalées de tension sont dues à la contraction soutenue des muscles du front ou du cou et de la région occipitale.

Elles provoquent des douleurs en bandeau durant parfois des journées entières. Elles peuvent être déclenchées par une position incorrecte ou avoir pour origine une grande anxiété ou plus rarement une tendance dépressive.

15 % des enfants de classe primaire s'en plaindraient, surtout les filles. Le mal de tête, pas très violent mais persistant, commence progressivement le matin au réveil ou à la sortie des classes. L'enfant peut s'en plaindre pendant une demi-heure et jusqu'à sept jours. La douleur à type de pression ou d'étau n'a pas le caractère pulsatile des migraines ; il n'y a pas non plus de nausées ou de vomissements, ni de troubles visuels. Souvent, l'origine de ces maux de tête est liée à des difficultés scolaires ou familiales et particulièrement à des exigences parentales élevées qui pèsent excessivement sur l'enfant. Elles nécessitent un entretien avec le médecin homéopathe et un traitement de terrain.

- *Gelsemium sempervirens* 9 CH, déjà vu page 93 sur les migraines communes.
- *Anacardium* 9 CH, *Picricum acidum* 9 CH, *Phosphoricum acidum* 15 CH et *Kalium phosphoricum* 15 CH, décrits dans les pages précédentes.
- *Actea racemosa* 7 CH, chez l'enfant qui se plaint de douleurs musculaires, voire de contractures ou de crampes, dans le cou et le haut du dos. Bien indiqué chez la jeune fille dont ces douleurs sont aggravées pendant les règles.
- *Cuprum metallicum* 7 CH, chez un étudiant ou un enfant qui se plaint de crampes dans le cou quand il travaille trop ou veille tard.

Posologie : 2 granules au réveil et au coucher pendant 1 mois, puis consultez.

Les céphalées d'origine oculaire

Le médecin les évoque systématiquement quand les enfants présentent des maux de tête. Il est bien évident que seule la correction des troubles oculaires apportera un soulagement aux enfants. Cependant, quand l'enfant se plaint de douleurs aux yeux et ne présente pas de troubles de la vue, certains médicaments homéopathiques peuvent être utiles, notamment si l'enfant lit trop, fait de fins travaux — de maquettisme par exemple — ou passe trop de temps devant l'ordinateur, regarde de trop près la télévision.

- *Physiostigma* 7 CH, pour l'enfant qui passe trop de temps devant la télévision ou l'ordinateur et se plaint d'une sensation de brouillard et de taches noires devant les yeux.
- *Ruta graveolens* 7 CH, chez l'enfant qui a du mal à fixer les objets, lors de travaux de maquettisme par exemple. Les douleurs aux globes oculai-

res se produisent quand l'éclairage est inadapté, insuffisant ou mal dirigé.

- *Radium bromatum* 7 CH, dans les fatigues oculaires provoquées par des éclairages fluorescents, les écrans de télévision, la lecture prolongée.

Posologie (pour tous ces médicaments) : 2 granules 5 fois par jour pendant 2 jours, puis 2 fois par jour pendant 1 mois.

Les céphalées d'origine psychologique

Elles touchent surtout l'enfant de sept à quinze ans, surviennent chez le petit anxieux, ayant parfois des difficultés scolaires et subissant une pression familiale importante. Les maux de tête sont habituellement peu intenses, mais ils persistent toute la journée et se renouvellent fréquemment. L'enfant, malgré une mauvaise mine et un aspect fatigué, est en bonne santé, il mange bien, ne maigrit pas.

Une consultation médicale est nécessaire, afin que votre médecin homéopathe confirme le diagnostic et entreprenne un traitement de terrain.

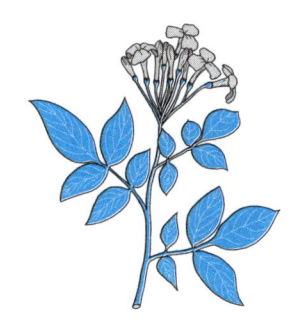

Gelsemium sempervirens

CHALAZION

Diagnostic

Les chalazions sont de petits kystes de la paupière — qui se surinfectent facilement — et disparaissent en général spontanément au bout de quelques mois.

Au début de leur développement, ils peuvent ressembler à un orgelet, car la paupière va gonfler et s'irriter pendant quelques jours. Ensuite, l'inflammation disparaît pour laisser place à un petit kyste rond indolore qui roule sous le doigt.

Le traitement homéopathique

Les premiers jours

- *Apis mellifica* 5 CH, quand l'œdème de la paupière prédomine.
- *Aconitum napellus* 5 CH, si le chalazion survient par temps froid et sec.
- *Belladonna* 5 CH, quand la rougeur de l'œil et de la paupière associée à des douleurs battantes prévaut.

Posologie (pour tous ces médicaments) : 2 granules 5 fois par jour pendant 2 jours.

Ensuite

Donnez systématiquement *Phytolacca* 7 CH et *Staphysagria* 7 CH surtout, pour ce dernier médicament, si les chalazions sont petits et prédominent aux paupières supérieures.

Posologie pour ces 2 médicaments à prendre ensemble : 2 granules 5 fois par jour pendant 2 jours, puis 3 fois par jour pendant 6 jours.

Chalazions à répétition

Quand les chalazions reviennent fréquemment, un traitement de terrain est indiqué.

Sur les yeux fermés, appliquez-lui :
– des compresses d'eau chaude, préalablement bouillie, qui semblent hâter la guérison – ou des compresses imbibées de *Plantanus occidentalis* en teinture-mère.

CHUTE, CHOC

Voir le chapitre des « contusions musculaires » page 111.

COLÈRE DES ENFANTS

Voir « les enfants coléreux » page 71.

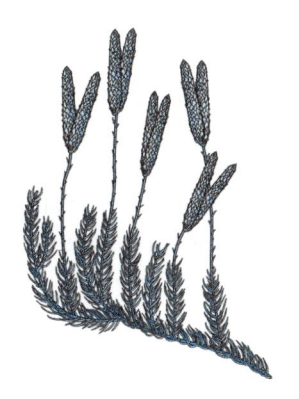

Lycopodium clavatum

COLITE DU NOURRISSON

La colite du nourrisson commence vers la troisième ou quatrième semaine et se termine spontanément au troisième ou quatrième mois. C'est l'un des motifs les plus fréquents de consultation du nourrisson à cet âge.

> CONSULTEZ SI L'ENFANT PLEURE DE FAÇON INCESSANTE, PERD DU POIDS OU NE GRANDIT PLUS.

Comment la reconnaître ?

La colite du nourrisson n'altère jamais la bonne santé de votre enfant qui continue de grossir et de grandir normalement. La colite se reconnaît facilement par la survenue subite de pleurs et de cris, accompagnée de douleurs abdominales et d'agitation.

Jamais grave, cette symptomatologie est toujours angoissante pour les parents, qui se trouvent désemparés devant la souffrance de leur enfant. Ils culpabilisent souvent sur leur attitude, ne sachant s'ils doivent s'occuper davantage de leur bébé ou le nourrir plus. Cela finit par créer parfois une anxiété de la mère pouvant être à l'origine d'une perpétuation des troubles.

Les colites ont tendance à survenir au même moment du jour ou de la nuit. Elles s'accompagnent de flatulence, de ballonnements intestinaux, de tentatives douloureuses d'expulsion de gaz.

Les causes sont mal élucidées : intolérance au lactose, allergie alimentaire (aux protéines de lait de vache), transit intestinal accéléré (hyperpéristaltisme abdominal), et surtout anxiété de la mère sont souvent présents.

Les petits moyens à votre disposition

Ces divers petits moyens peuvent constituer des débuts de solutions pour calmer les nourrissons atteints de colites :

– Si le nourrisson pleure pendant de courtes périodes, vous pouvez le prendre dans les bras pour le calmer, ou bien le bercer.
– Après avoir pris sa tétée, le nourrisson peut avoir besoin de continuer à téter pour satisfaire ses envies de succion. Dans ce cas, prolongez la tétée.
– Si le nourrisson boit rapidement son biberon (moins de 20 minutes), vous pouvez utiliser des tétines percées de petits trous qui ralentissent l'absorption du lait et aussi de l'air.
– Une sucette en caoutchouc peut calmer le nourrisson.
– On a aussi remarqué que certains nourrissons peuvent se calmer, si leur lit est bordé de manière assez serrée avec un petit drap. L'enfant étant sur le dos bien entendu !

Le traitement homéopathique

■ *Magnesia carbonica* 5 CH, pour les enfants au sein ou les nourrissons chez lesquels le lait de vache provoque des colites (le bébé se tortille pendant le biberon) avec flatulence, accompagnées d'une diarrhée de selles verdâtres d'odeur aigre.
■ *Chamomilla vulgaris* 7 CH, quand la colite se reconnaît aux cris intenses et à l'agitation d'un nourrisson qui se tord comme un ver, mais se calme quand il est bercé ou pris dans les bras et promené.
■ *Colocynthis* 7 CH, si le nourrisson se tortille, paraît en colère, a tendance à rester plié en deux, et quand la chaleur et la pression sur l'abdomen le calment (si le lit est bien bordé par exemple). On peut y associer *Magnesia phosphorica* 7 CH qui est très proche.
■ *Cuprum metallicum* 7 CH, si les douleurs débutent et finissent brutalement chez un nourrisson agité, colérique. La déglutition du biberon s'accompagne de gargouillements, de même que le passage dans le reste du tube digestif. Les douleurs sont améliorées temporairement en buvant le biberon froid, et sont accompagnées d'une diarrhée liquide.
■ *Bryonia alba* 5 CH, si le nourrisson, plutôt constipé, est soulagé quand l'abdomen est maintenu immobile et serré par un drap.
■ *Carbo vegetabilis* 5 CH, chez un bébé pâle, très ballonné, qui a de nombreux gaz et des borborygmes après chaque biberon. Il a habituellement les jambes et les pieds froids.
Posologie (pour tous ces médicaments) : 2 granules avant chaque biberon, puis passer à 3 prises par jour quand l'amélioration se produit. Consultez en l'absence d'amélioration.

Les autres petits moyens

Voici d'autres petits moyens, en frictions sur l'abdomen dans le sens des aiguilles d'une montre :
– soit *pommade de Cuprum metallicum 0,1 %* (Weleda®), 1 ou 2 fois par jour ;
– soit la préparation suivante à réaliser par votre pharmacien :

HE *Coriandrum sativum*	30 gouttes
HE *Ocinum basilic var basilicum* (basilic exotique)	30 gouttes
Labrafil 2125CS	qsp 60 ml

} ââ [2]

2 ou 3 fois par jour, par cures de 5 jours à renouveler.

Après le massage aux huiles essentielles, faites prendre un bain à votre enfant, la relaxation sera alors optimale.

Si votre enfant souffre du ventre, reportez-vous au chapitre sur les douleurs abdominales page 131.

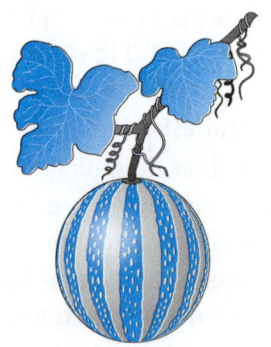

Colocynthis

---

[2]. Préparation à parties égales effectuée par le pharmacien.

CONJONCTIVITE

> CONSULTEZ — IMMÉDIATEMENT SI VOTRE ENFANT A TRÈS MAL À L'ŒIL
> — EN L'ABSENCE D'AMÉLIORATION AU BOUT DE 48 HEURES.

Comment la reconnaître ?

Les conjonctivites n'entraînent pas de baisse de la vision. Elles se caractérisent par un œil très rouge, une gêne à la lumière, un œdème plus ou moins important de la paupière et d'éventuelles sécrétions qui collent les yeux le matin. C'est une affection qui touche le plus souvent les deux yeux.

On distingue plusieurs origines :
- Les conjonctivites bactériennes ou virales qui se reconnaissent par une sensation de sable dans les yeux et des yeux collants au réveil.
- Les conjonctivites allergiques, caractérisées par des démangeaisons des yeux, un larmoiement et un œdème des paupières plus ou moins important. Elles se manifestent de façon saisonnière — principalement chez les enfants allergiques (asthme, eczéma) — et accompagnent souvent un rhume des foins.

Le traitement homéopathique

Conjonctivites non allergiques

- *Euphrasia* 5 CH, quand les conjonctivites s'accompagnent d'un larmoiement irritant et d'une sensation de brûlure des paupières, aggravée par la lumière du soleil, l'air, le vent et améliorée par l'obscurité.
- *Belladonna* 5 CH, chez les enfants aux yeux rouges et douloureux, fortement gênés par la lumière vive.
- *Hepar sulfur* 5 CH, dans les conjonctivites très enflammées et purulentes.
- *Mercurius solubilis* 5 CH, dans les conjonctivites qui s'accompagnent de sécrétions mucopurulentes qui engluent les yeux au réveil.

Posologie (pour tous ces médicaments) : 2 granules 5 fois par jour pendant 2 jours, puis 3 fois par jour pendant 6 jours.

- Localement, vous pouvez instiller dans chaque œil 2 gouttes de collyre *Biocydan®* pendant 2 ou 3 jours.
Consultez au bout de 48 heures en l'absence d'amélioration.

Conjonctivites allergiques

- *Apis mellifica* 5 CH, pour les conjonctivites allergiques dans lesquelles l'œdème des paupières prédomine ainsi que des picotements et des brûlures dans les yeux.
- *Arsenicum album* 5 CH, indiqué dans les rhinites et les conjonctivites s'accompagnant d'écoulements nasal et oculaire brûlants et irritants. Les crises sont généralement aggravées la nuit et améliorées par la chaleur.
- *Belladonna* 5 CH (voir plus haut pour la description de ce médicament).
- *Euphrasia* 5 CH (voir plus haut pour la description de ce médicament).
- *Rhus toxicodendron* 5 CH, dans les conjonctivites allergiques douloureuses avec atteinte des paupières qui sont agglutinées.

Posologie (pour tous ces médicaments) : 2 granules 5 fois par jour pendant 2 jours, puis 3 fois par jour pendant 6 jours.

Traitement de terrain

Un traitement de terrain préventif évite la survenue des conjonctivites allergiques ou en atténue très sensiblement les symptômes.

Sachez qu'un remède homéopathique contenant la plupart de ces médicaments aidera votre enfant en attendant la consultation : *Euphrasia complexe®*, 5 gouttes 2 fois par jour, par voie orale.

Voir aussi les rhinites allergiques page 208.

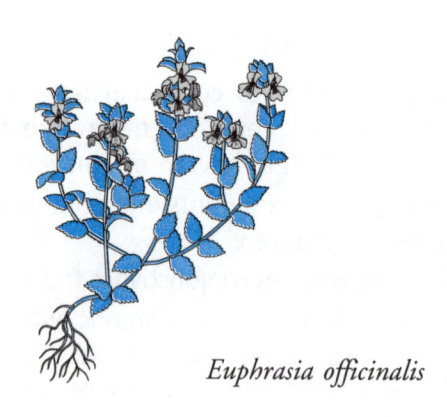

Euphrasia officinalis

CONSTIPATION

La constipation du nourrisson

Un nourrisson a habituellement une à six selles par jour. Celles-ci sont plutôt liquides, grumeleuses, jaune d'or, d'aspect « œuf brouillé », contenant plus de liquide que de matière.

> CONSULTEZ SI LA CONSTIPATION PERSISTE MALGRÉ LE RESPECT DES RÈGLES HYGIÉNO-DIÉTÉTIQUES.

Comment la reconnaître ?

Les premiers mois, le bébé constipé peut n'avoir qu'une ou deux selles par jour, mais celles-ci sont dures et douloureuses à émettre. Souvent, il s'agit d'erreurs de régime (alimentation insuffisante ou trop concentrée) ou d'épisodes de constipation survenant au moment de la diversification alimentaire. Ceux-ci cèdent d'eux-mêmes au fur et à mesure que l'alimentation est diversifiée.

Le nourrisson au sein a habituellement trois ou quatre selles par jour, jaune d'or ou vertes, grumeleuses, peu moulées, voire liquides, d'odeur aigrelette. Un nourrisson au sein constipé a moins de deux selles par jour.

Parfois, le bébé qui n'est pas nourri au sein n'a pas de selles pendant deux ou trois jours, ne souffre pas, ne maigrit pas et mange normalement : il n'est pas constipé. Il finit par émettre une selle, parfois au prix d'une fissure anale. Une erreur de régime alimentaire en est souvent la cause.

Il faut aussi rechercher un problème psychologique et/ou affectif.

Les règles hygiéno-diététiques

Chez le tout-petit, il existe souvent une constipation due aux préparations lactées, mais aussi à des erreurs de régime comme une alimentation insuffisante ou trop concentrée. Après correction de ces erreurs, on peut aider l'enfant en préparant un biberon sur deux avec de l'eau *Hepar*, pendant une semaine voire un mois, mais pas de façon plus prolongée afin de ne pas modifier l'équilibre ionique du bébé.

Et dès que son alimentation est diversifiée :
– en lui donnant des jus de pruneau ou d'orange, des compotes, des légumes verts mixés (haricots verts, courgettes, épinards) ;
– en utilisant une farine à base d'orge ou orge-pruneaux ;
– en lui donnant, dès qu'il le peut, de tout petits morceaux d'aliments, plutôt que des aliments mixés.

Le traitement homéopathique

Chez le nourrisson au sein

- *Magnesia muriaticum* 5 CH : chez les enfants ayant des selles petites, dures, sèches, « comme des crottes de mouton », difficiles et douloureuses à expulser, qui s'émiettent au bord de l'anus, surtout chez les bébés qui digèrent mal le lait.
- *Alumina* 7 CH : si les selles, molles ou dures, sont douloureuses à expulser à cause de fissures anales.
Posologie : 2 granules avant chaque tétée.

Chez le nourrisson ayant des fissures anales

- *Nitricum acidum* 7 CH chez un nourrisson nerveux ayant des hémorroïdes.
- *Graphites* 9 CH, chez un nourrisson assez fort, mou, à peau sèche, ayant tendance à l'eczéma suintant. Ses selles, faciles à expulser, sont très volumineuses et parfois à l'origine de fissures anales. Le besoin d'aller à la selle n'est pas manifeste.
- *Alumina* 7 CH (voir plus haut pour la description de ce médicament).
Posologie (pour tous ces médicaments) : 2 granules au réveil et au coucher.

Localement, vous pouvez soulager aussi votre bébé en lui appliquant une *pommade au Ratanhia 4 % TM®* : 2 ou 3 applications par jour.

Chez le nourrisson qui ne paraît pas gêné malgré sa constipation

- *Calcarea carbonica* 15 CH, chez le beau bébé bien en chair, joufflu, un peu grassouillet, ayant trop bon appétit, ballonné, supportant mal le lait qui peut lui provoquer de la diarrhée.

- *Opium* 9 CH, chez le nourrisson qui dort beaucoup, constipé, sans colite, ni aucune gêne. Les selles sont petites, dures et noires.
Posologie (pour tous ces médicaments) : 2 granules au réveil.

Chez les nourrissons plus grands
Le traitement est le même que celui de l'enfant (voir plus bas).

Les autres traitements

D'autres petits moyens, *à utiliser de façon exceptionnelle et après avis de votre médecin ou pharmacien*, pour aider, très ponctuellement, votre enfant :
- *Suppositoire glycérine Cooper bébé®* pour déclencher immédiatement une selle, si la constipation dure depuis plusieurs jours et incommode franchement le nourrisson.
- *Laxamalt®*, à base de paraffine liquide et d'extrait sec de malt, est utilisé chez le nourrisson et l'enfant de moins de six ans, à raison d'1 cuillerée à dessert dans le biberon ou dans un peu d'eau bouillie, soit le matin à jeun, soit de préférence à distance des repas. En cas de prise le soir, la selle apparaît 6 à 8 heures après.
- *Lansoÿl gelée®* (pot) est une huile de paraffine, prescrite à raison d'une demi-cuillerée à café, 1 ou 2 fois par jour chez le nourrisson de moins de deux ans et d'1 à 3 cuillerées à café par jour chez l'enfant de deux à quinze ans.

Ce sont des laxatifs lubrifiants, c'est-à-dire des corps gras, non absorbés par l'intestin, qui facilitent le transit et l'élimination des selles. Ils sont dénués de toxicité, mais leur utilisation ne doit dépasser 15 jours, car ces laxatifs diminuent l'absorption de certaines vitamines essentielles (A, D, E, K).

- *Abbé Chaupitre n° 21®*, composé de *Opium* 6 CH, *Plumbum* 6 CH et *Lycopodium* 6 CH. Il est utilisé dans le traitement de la constipation accompagnée de spasmes : 5 gouttes 3 fois par jour.

La constipation de l'enfant

Un enfant qui ne va pas à la selle tous les jours n'est pas un enfant constipé. Respecter les règles diététiques est le plus sûr moyen d'assurer le fonctionnement normal de l'intestin de toute la famille.

Ne reportez pas votre constipation sur celle de votre enfant. Demandez-lui d'aller à la selle à heures régulières et contrôlez la fréquence de ses selles.

> CONSULTEZ SI LA CONSTIPATION PERSISTE MALGRÉ LE RESPECT DES RÈGLES HYGIÉNO-DIÉTÉTIQUES.

Comment la reconnaître ?

La constipation chez l'enfant se définit par une diminution de la fréquence des selles, quels que soient leur volume et leur consistance. Un enfant constipé a moins de trois selles par semaine.

Méfiez-vous, chez l'enfant plus grand, des selles de fréquence normale, mais peu abondantes, dures et déshydratées.

La constipation survient aussi à l'occasion d'un changement d'habitudes, d'une nouvelle rentrée scolaire par exemple. L'enfant se retient d'aller à la selle à l'école, a peur de demander, d'où l'intérêt d'aller à heures régulières mais non fixes. Aucune rigidité ne doit prévaloir dans ce domaine, car elle risque d'avoir l'effet inverse.

Des facteurs émotionnels ou alimentaires peuvent être aussi à l'origine de la constipation.

Commencez par faire respecter à votre enfant les quelques règles hygiéno-diététiques qui suivent. En l'absence de résultats, consultez un médecin homéopathe qui fera un diagnostic plus précis et entamera un traitement de fond.

Les règles hygiéno-diététiques

Donnez-lui une bonne hygiène de vie

Pour éviter la sédentarité, votre enfant ne doit pas passer sa vie devant la télévision ou devant ses cahiers. Il doit jouer, remuer, s'agiter, se dépenser.

En dehors des heures régulières, dites-lui d'aller à la selle quand il en a envie.

Apprenez-lui à mastiquer correctement, à éviter le grignotage, à ne pas jouer en mangeant.

*Grâce à une alimentation appropriée,
augmentez le volume des selles de votre enfant*
– en lui donnant à boire suffisamment ;
– en enrichissant son alimentation en fibres : céréales (pain complet, riz complet, son de riz, son de blé), céréales à grains complets au petit déjeuner, légumes secs, épinards, fruits ;
– en limitant les aliments suivants : sucres et sucreries, riz, pommes, coings, bananes, chocolat, pain blanc, pâtes blanches.

Mettez votre enfant à la selle à heures régulières
L'horaire le plus adapté est le soir après dîner, à un moment où enfants et parents sont détendus. Cela comporte un double intérêt :
– Vous l'habituez à aller à la selle à heures régulières. Vous pouvez l'aider au tout début et sur une très courte durée par des suppositoires à la glycérine ou des micro-lavements.
– Vous contrôlez la fréquence des selles.
N'adoptez pas une attitude rigide qui risquerait d'aggraver la constipation.

Le traitement homéopathique

Les selles sont difficiles à expulser et nécessitent de gros efforts

Si les selles sont volumineuses
- *Alumina* 7 CH : si les selles, molles ou dures, sont douloureuses à expulser à cause de fissures anales. La constipation est aggravée par les pommes de terre, les féculents et les farineux.
- *Bryonia alba* 7 CH, chez les enfants carnivores, coléreux, ayant une sensation de pesanteur à l'estomac et des selles volumineuses, dures et sèches.
- *Thuya occidentalis* 9 CH, quand les selles douloureuses à expulser remontent partiellement dans le rectum à l'arrêt de l'effort. Convient à un enfant grassouillet, frileux, indolent et renfermé.

Posologie (pour tous ces médicaments) : 2 granules au réveil.

Si les selles sont petites
- *Ammonium muriaticum* 7 CH, chez un enfant ballonné qui fait de gros efforts pour expulser des selles qui s'émiettent à la sortie de l'anus.

- *Natrum muriaticum* 9 CH, chez un enfant mince qui, malgré un bon appétit, ne grossit pas. Les selles ne sont pas moulées et s'émiettent à la sortie de l'anus.
- *Nux vomica* 7 CH, chez un enfant qui pousse sans résultat, et est incomplètement soulagé après la selle. Les selles ne sont ni dures ni volumineuses.
- *Silicea* 9 CH : selles sèches difficiles à expulser et ayant tendance à remonter en partie dans l'intestin à l'arrêt de l'effort, chez un enfant malingre et ballonné. Lors de poussées dentaires ou d'excès de laitages, il peut faire des crises de diarrhées.

Posologie (pour tous ces médicaments) : 2 granules au réveil.

S'il n'a aucune envie d'aller à la selle

- *Calcarea carbonica* 15 CH, chez un enfant plutôt légèrement trapu, grassouillet, ballonné ayant tendance à trop manger. La constipation, habituelle, est entrecoupée d'épisodes de diarrhées de selles non digérées.
- *Graphites* 9 CH, chez un enfant, à peau sèche, ayant tendance à l'eczéma suintant. Ses selles, faciles à expulser, sont très volumineuses et parfois à l'origine de fissures anales.
- *Opium* 9 CH, chez un enfant constipé qui émet des selles petites, dures et noires, et ne se plaint ni de douleurs abdominales ni de gêne digestive d'aucune sorte.

Posologie (pour tous ces médicaments) : 2 granules au réveil.

Traitement de terrain

Ils sont nombreux et nécessitent une consultation médicale.

Les autres traitements

D'autres petits moyens, *à utiliser aussi de façon exceptionnelle et après avis de votre médecin ou pharmacien,* peuvent aider, très ponctuellement, votre enfant :

- *Spagulax*® (poudre effervescente pour suspension buvable) à base d'ispaghul qui est une plante ayant la propriété d'augmenter le volume des selles dans le rectum et ainsi de déclencher le réflexe d'aller à la selle. Chez l'enfant à partir de trois ans on utilise un demi-sachet par jour et après douze ans, 1 sachet par jour.

CONTUSIONS MUSCULAIRES

Les contusions musculaires surviennent très fréquemment chez l'enfant à la suite d'une chute ou d'un choc lors d'un jeu ou d'une activité sportive. Consécutives à un choc direct sur le corps du muscle, elles concernent essentiellement les muscles des bras et des jambes et sont généralement bénignes.

> CONSULTEZ SI LES DOULEURS SONT ENCORE TRÈS INTENSES AU-DELÀ DE 48 HEURES.
> EN CAS D'ŒIL AU BEURRE NOIR.

Comment les reconnaître ?

Il existe différents degrés de contusions musculaires qui vont de l'écrasement de quelques fibres musculaires à la véritable déchirure du muscle avec broyage des fibres. En fonction de l'intensité du traumatisme, un hématome, c'est-à-dire une accumulation de sang dans les tissus, ou une ecchymose, autrement dit un « bleu », apparaîtront.

Le traitement homéopathique

Systématiquement
- *Arnica montana* 9 CH.

Posologie : 1 dose ou 8 granules d'*Arnica montana* 9 CH, aussitôt après le traumatisme, quelle que soit sa nature. Puis *Arnica montana* 5 CH, 2 granules toutes les heures, ou moins souvent, en fonction de l'importance du traumatisme et de l'intensité de la douleur. Ensuite, espacez les prises au fur et à mesure que la douleur s'atténue.

– Si la contusion empêche les mouvements, il faut faire cesser immédiatement l'activité physique. Vous devez appliquer de la glace sur le muscle douloureux et le comprimer avec un bandage afin de limiter l'hématome et l'œdème qui suivront.

– Si les symptômes persistent au-delà de quelques jours, consultez votre médecin.
– Ne massez pas le muscle juste après le traumatisme.

Quand le traumatisme est important, il s'accompagne d'un endolorissement général du corps (comme l'impression d'avoir été battu) ainsi que de courbatures ; du fait de la douleur, l'enfant a peur d'être touché. Donnez-lui *Arnica montana* en 15 CH et non en 9 CH.

En fonction de l'évolution

Ajoutez

- *Hamamelis* 5 CH, si l'hématome est hors de proportion avec l'importance du traumatisme : apparition d'un gros hématome à la suite d'un petit coup.
- *Ledum palustre* 5 CH, si l'ecchymose persiste, devient verdâtre et que la région atteinte reste pâle et engourdie.
- *Bellis perennis* 5 CH, si l'ecchymose disparaît mais que la sensation de meurtrissure et de courbature subsiste à l'endroit du traumatisme.
- *Sulfuricum acidum* 5 CH, si l'ecchymose ne se résorbe pas et semble au contraire durcir pour former un caillot.

Posologie (pour tous ces médicaments) : 2 granules 5 fois par jour pendant 2 jours, puis 3 fois par jour pendant 6 jours.

Selon la localisation

Ajoutez aux médicaments précédents en cas de

– Chute sur le coccyx :
- *Symphytum* 15 CH si les douleurs restent localisées ; *Hypericum perforatum* 15 CH si l'enfant se plaint de douleurs qui remontent le long de la colonne vertébrale.

– Œil au beurre noir :
- *Ledum palustre* 5 CH et *Symphytum* 5 CH en attendant de consulter.

– Coup sur les côtes :
- *Hypericum perforatum* 5 CH ; faites-lui faire, s'il n'est pas trop petit — au moins après sept ans — de l'acupuncture.

– Coup direct sur l'os (tibia par exemple) :
- *Symphytum* 5 CH.

Posologie (pour tous ces médicaments) : 2 granules 5 fois par jour pendant 2 jours, puis 3 fois par jour jusqu'à ce que la douleur se calme.

Les soins locaux

– S'il n'y a pas de plaie, appliquez localement de la *pommade à l'Arnica 4 % TM*®. N'appliquez pas d'*Arnica montana* en teinture-mère ou en pommade en cas de plaie, cela peut provoquer une inflammation, des démangeaisons, voire des vésicules et une nécrose des tissus blessés. Le risque est minime mais réel.
– En cas de plaie associée, appliquez de la *pommade au calendula*®.

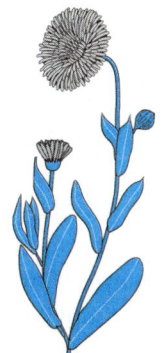

Calendula officinalis

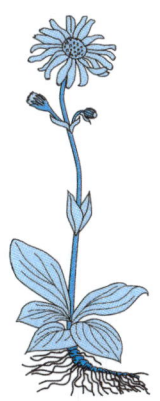

Arnica montana

COQUELUCHE

La coqueluche est une maladie infantile très contagieuse, à déclaration obligatoire, pouvant être très grave chez le nourrisson.

> CONSULTEZ — S'IL S'AGIT D'UN NOURRISSON, UNE HOSPITALISATION OU UNE SURVEILLANCE « RAPPROCHÉE » DE TOUS LES INSTANTS EST INDISPENSABLE — EN CAS DE QUINTES DE TOUX PERSISTANTES.

C'est une maladie d'autant plus grave qu'elle affecte le plus jeune enfant, au point d'être parfois mortelle la première année de vie ; c'est pourquoi la vaccination est conseillée avant cet âge.

Néanmoins, les enfants vaccinés peuvent faire des coqueluches avec des quintes atypiques et peu fréquentes. Par conséquent, tout enfant qui présente des toux persistantes en quintes est suspect de coqueluche et doit être examiné par un médecin ; d'autant qu'il y a actuellement une recrudescence de cette maladie chez les jeunes nourrissons, les adolescents et les adultes.

Comment la reconnaître ?

L'incubation est de huit à quinze jours. Le diagnostic repose sur la notion de contagion souvent évidente et l'absence de coqueluche antérieure.

La coqueluche commence par un rhume accompagné d'une toux nauséeuse plutôt nocturne. Ensuite, la toux devient caractéristique et très impressionnante : elle survient par quintes, suivies d'une brève pause respiratoire avec cyanose[3] de l'enfant, puis d'une inspiration ample et prolongée accompagnée d'un bruit caractéristique (le « chant du coq »). Ces quintes se terminent par une expectoration épaisse blanchâtre difficile à expulser ou par des mucosités identiques qui ressortent par les narines. La

---

3. Coloration bleue de la peau.

fin de la maladie — qui dure en moyenne sept semaines — s'annonce par une diminution de la fréquence et de l'intensité des quintes.

Principales complications

Les complications sont essentiellement respiratoires (apnée, bronchopneumonie), et neurologiques (convulsions, encéphalopathies).

Le traitement homéopathique

Sur la notion de contagion
Vous pouvez essayer, chez l'enfant non vacciné, ou lors de toux coqueluchoïde après la vaccination, un biothérapique (médicament préparé à partir d'un lysat d'expectorations de coquelucheux prélevées sur des malades non traités) : *Pertussinum* 7 CH, 1 dose.

Au début
Quand les toux nocturnes sont nauséeuses, vous donnerez *Ipeca* 5 CH, qui se reconnaîtra au caractère brutal, suffocant, d'une toux s'accompagnant de pâleur ou de cyanose de la face, aux nausées et aux vomissements de glaires qui ne soulagent pas le malade. L'expectoration très difficile est parfois striée de sang.
Posologie : 2 granules après chaque quinte au début, puis 3 fois par jour.

Quand la maladie est bien installée
■ *Drosera rotundifolia* 30 CH est le médicament caractéristique de la coqueluche, de la toux quinteuse, avec cyanose de la face, déclenchée par un chatouillement laryngé ou dès que l'on couche l'enfant. Elle est aggravée après minuit. Sa violence et son intensité sont telles qu'elle provoque des douleurs costales et abdominales uniquement soulagées par la pression des mains du malade sur les endroits douloureux. Le médicament ne doit pas être renouvelé tant que l'état du malade s'améliore.
Posologie : 1 dose unique apporte une nette amélioration, après, parfois, une exacerbation passagère des symptômes.
■ *Coccus cacti* 5 CH : médicament typique de la coqueluche qui s'accompagne de quintes de toux très douloureuses qui empourprent le visage et se terminent par le rejet de mucosités qui pendent en de longs filaments hors de la bouche. Les quintes sont plus fréquentes au réveil et avant minuit, contrairement à *Drosera rotundifolia*, et améliorées en buvant froid.

- *Corallium rubrum* 5 CH : toux coqueluchoïde, avec ses accès quinteux, très violents, très douloureux, avec rougeur de la face et épuisement après la quinte.
- *Cuprum metallicum* 5 CH : coqueluche assortie d'une toux quinteuse, spasmodique, des plus violentes, épuisante, avec cyanose de la face. Elle est calmée par une gorgée d'eau froide.
- *Ipeca* 5 CH (voir plus haut pour la description de ce médicament).

Posologie (pour tous ces médicaments) : 2 granules 5 fois par jour pendant 2 jours, puis 3 fois par jour pendant 6 jours.

À la fin de la maladie

On indiquera

- *Pertussinum* 7 CH : prendre une dose de ce médicament en cas d'accès quinteux minimes persistants après la maladie.
- *Pulsatilla* 15 CH, si à la fin de la coqueluche apparaît souvent une toux correspondant à ce médicament. Elle est grasse et indolore le jour, sèche la nuit, obligeant le malade à s'asseoir.

Posologie : 2 granules 3 fois par jour pendant quelques jours.

Lors de la convalescence

- *Sulfur iodatum* 15 CH est un médicament efficace de convalescence des maladies infectieuses, infantiles en particulier.
- *Natrum muriaticum* 15 CH, indiqué chez les enfants très fatigués par la maladie.

Posologie : 1 dose par semaine pendant 1 mois.

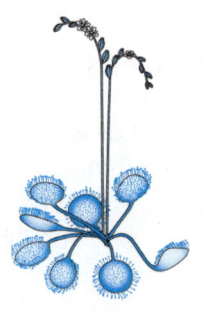

Drosera rotundifolia

COUP

Voir contusions musculaires page 111.

COUPS DE SOLEIL

Les enfants sont exposés au soleil de plus en plus jeunes. Cela est d'autant plus dommageable que la peau de l'enfant est immature, que celui-ci est surexposé par rapport à l'adulte, que les bonnes habitudes prises pendant l'enfance restent et se perpétuent...

> CONSULTEZ SI VOTRE ENFANT PRÉSENTE DES TROUBLES DE LA CONSCIENCE, DES MAUX DE TÊTE, DES VOMISSEMENTS OU DE LA FIÈVRE.

Les risques

Chez l'enfant, les risques d'une exposition solaire précoce, intense et prolongée sont bien connus. Elle est à l'origine de cancers de la peau chez l'adulte jeune, d'un vieillissement cutané précoce, et d'atteintes oculaires sévères (cancer de la rétine, cataracte précoce).

C'est pourquoi la préservation de l'épargne solaire de l'enfant, grâce à une protection maximale, sera très bénéfique car elle évite ces effets délétères.

La prévention

Ces précautions sont impératives chez l'enfant d'autant plus qu'il est petit ou qu'il y a des antécédents de cancer de la peau dans la famille. De plus, les enfants à peau blanche, avec les yeux bleus, les cheveux blonds ou roux, porteurs de nombreuses taches de rousseur sont plus sensibles au soleil que les autres. Soyez donc vigilants, et d'une façon générale, respectez les consignes suivantes :
– Ne laissez pas votre enfant s'exposer au soleil de midi, c'est-à-dire entre 11 et 13 heures « heure solaire » en été, soit entre 13 et 15 heures en heure légale.
– Mettez-lui des vêtements couvrants, sombres, au tissage serré, un chapeau à larges bords, et des lunettes filtrantes.
– N'attendez pas qu'il réclame à boire pour lui proposer de l'eau.

– Appliquez-lui régulièrement des produits de protection solaire.
– Séchez-le bien quand il sort de l'eau (effet loupe avec l'eau) et appliquez-lui un produit de protection solaire.
– Donnez l'exemple.

Le parasol ne préserve pas du rayonnement réfléchi par le sable, qui est encore plus important, contrairement aux idées reçues, que le rayonnement réfléchi par l'eau.

Le traitement homéopathique

Du coup de chaleur

Plus que le coup de soleil chez le nourrisson, le risque de coup de chaleur est important. Il se manifeste par une apathie, des malaises, des vomissements. Lors des fortes chaleurs, il faut donc proposer régulièrement à boire à votre bébé, avoir des sels de réhydratation orale (voir page 167) et bien évidemment ne pas l'exposer ni le laisser dans la voiture au soleil !

Si les symptômes décrits apparaissent, mettez votre enfant à l'ombre, déshabillez-le, allongez-le sur le côté, aspergez-le d'eau fraîche, rafraîchissez-le par tous les moyens possibles, et éventez-le à l'aide d'un carton. Envoyez chercher les secours.

Du coup de soleil

Interdisez le soleil à votre enfant pendant quelques jours.

S'il est tout rouge

- Et qu'il a soif
– au tout début :
- *Aconitum napellus* 9 CH ;
– puis, s'il transpire :
- *Belladonna* 9 CH.

- S'il n'a pas soif
– et se plaint d'une sensation de cuisson :
- *Apis mellifica* 7 CH ;
– s'il paraît abruti et se plaint d'un mal de tête :
- *Gelsemium sempervirens* 7 CH ;

■ S'il se plaint de battements dans la tête et le cou
– Donnez-lui :
■ *Glonoïnum* 7 CH
et appelez le médecin.

Posologie (pour tous ces médicaments) : 2 granules toutes les heures le premier jour, puis toutes les 2 heures le lendemain.

Si des cloques apparaissent

■ *Rhus toxicodendron* 5 CH, si la brûlure s'accompagne de petites vésicules (cloques).
■ *Cantharis vesicatoria* 7 CH si, au contraire, la brûlure s'accompagne de larges vésicules.

Posologie (pour tous ces médicaments) : 2 granules toutes les heures le premier jour, puis toutes les 2 heures le lendemain.

Les soins locaux

Chez l'enfant de plus de cinq ans, si la surface est **peu étendue**, appliquez, pure, sur les coups de soleil, de l'huile essentielle de *Lavendula vera* (lavande vraie), qui a une action cicatrisante et antalgique puissante.

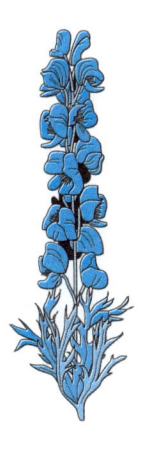

Aconitum napellus

CRISE D'ACÉTONE

Comment la reconnaître ?

La crise d'acétone se manifeste par une intolérance gastrique — qui se traduit par des vomissements répétés — associée à une élimination massive des corps cétoniques dans les urines. Elle survient chez l'enfant de deux à dix ans, maigre, anxieux, émotif, parfois instable. Elle est déclenchée par le jeûne, une intolérance alimentaire, un stress (échec scolaire ou émotion), une infection ou un traumatisme ; mais souvent, aucune cause n'est retrouvée.

Elle est facilement reconnue par l'odeur caractéristique de l'haleine (odeur de pomme) et par la respiration légèrement accélérée de l'enfant.

Pendant les crises, les repas seront moins conséquents et plus nombreux (5 ou 6 par jour), essentiellement à base de bouillons de légumes salés, d'eau sucrée et d'eau de Vichy ; les jus de fruits sucrés concentrés glacés peuvent aider à calmer les vomissements.

Le traitement homéopathique

- *Senna* 5 CH est le médicament de la crise d'acétone à donner systématiquement.

On peut lui associer :
- *Antimonium crudum* 5 CH, si la langue est complètement blanche.
- *Ipeca* 5 CH, si la langue est rose et si les vomissements ne soulagent pas les nausées.

Posologie (pour tous ces médicaments) : 2 granules toutes les 1/2 heures au moment des crises, puis espacez les prises dès que l'amélioration se produit.

CROÛTES DE LAIT

Les croûtes de lait ou dermite séborrhéique du nourrisson sont une affection extrêmement fréquente due à une atteinte inflammatoire avec desquamation du cuir chevelu.

CONSULTEZ EN L'ABSENCE D'AMÉLIORATION OU EN CAS DE SURINFECTION.

Comment les reconnaître ?

Le nourrisson peut présenter, dès les premiers mois de vie, des croûtes épaisses et jaunes du cuir chevelu, des squames aux sourcils et des petits boutons rouges (papules) au visage, sur les joues en particulier. Souvent, il a également les fesses rouges[4].

Une consommation insuffisante en lait peut engendrer ou pérenniser ces troubles par carence en vitamine B2.

La principale complication

L'extension de la dermite aux fesses et sa généralisation (maladie de Leiner-Moussous).

Les règles d'hygiène

Shampoing doux tous les jours jusqu'à disparition des squames et des croûtes.

Le traitement homéopathique[5]

Les médicaments le plus souvent indiqués sont :

---

4. Reportez-vous aussi à l'eczéma de l'enfant page 137 et à l'érythème fessier du nourrisson page 155.
5. Reportez-vous aussi page 140.

- *Mezereum* 7 CH, quand les croûtes jaunes et épaisses rendent les cheveux collants et gluants.
- *Graphites* 7 CH, convient mieux à un nourrisson gras, peu tonique, dont les croûtes de lait dégagent une odeur désagréable quand on les enlève.
- *Antimonium crudum* 7 CH, si le bébé est glouton.
- *Oleander* 5 CH, chez le nourrisson qui est allaité.

Posologie : 2 granules au réveil et au coucher, jusqu'à disparition des troubles.

Les autres petits moyens

Huile au calendula 10 % (Weleda®) à appliquer sur le cuir chevelu ; laissez agir quelques minutes, puis faites un shampoing.

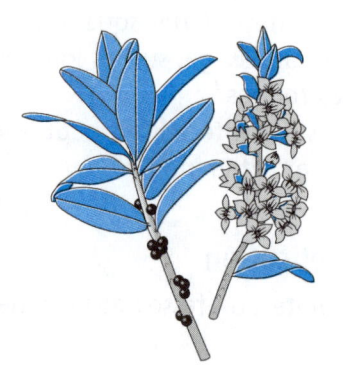

Mezereum

DENTS

Voir Douleurs dentaires page 135 et Poussées dentaires page 202.

DIARRHÉE AIGUË

Diarrhée aiguë du nourrisson

> CONSULTEZ IMMÉDIATEMENT — SI VOTRE ENFANT A MOINS DE TROIS MOIS.
> — SI LA DIARRHÉE PERSISTE DEPUIS 24 HEURES CHEZ UN NOURRISSON DE PLUS DE TROIS MOIS.

Comment la reconnaître ?

Les diarrhées aiguës sont caractérisées par l'émission subite de selles fréquentes et abondantes.

Sachez que :
- Les selles normales d'un nourrisson qui est allaité sont jaune d'or et semi-liquides ou molles, comme des « œufs brouillés ».
- Chez l'enfant et le nourrisson, la diarrhée est essentiellement due à la gastro-entérite, mais celle-ci peut avoir des causes extra-digestives : otite, angine, pneumonie, méningite.

L'enfant nourri au sein produit des selles liquides après chaque tétée. Cette diarrhée dite « prandiale », qui survient après les repas, n'est pas une vraie diarrhée. Votre bébé est en parfaite santé et grossit normalement : aucun traitement n'est nécessaire.

Quels sont les risques ?

Ils dépendent de l'origine et de l'intensité de la diarrhée. N'hésitez jamais à consulter dans cette indication.

> **Attention !**
>
> Consultez immédiatement votre médecin si votre enfant de moins de neuf mois présente :
> – associés à la diarrhée, soit une fièvre supérieure à 39 °C, soit des troubles de la conscience et du comportement, soit des vomissements qui vous empêchent de le nourrir correctement ;
> – une accentuation de la diarrhée, une diarrhée depuis plus de 24 heures, ou s'il y a du sang dans les selles.

Règles diététiques

Dans les diarrhées prandiales du nourrisson au sein (voir plus haut), la maman doit manger moins d'agrumes et de fruits.

Les autres mamans s'assureront qu'elles préparent bien les biberons : ne pas mettre trop de poudre et ne pas faire chauffer le biberon trop longtemps.

Les boissons au cola sont déconseillées en raison de leur faible teneur en sodium et parce qu'elles attirent l'eau dans l'intestin.

Le traitement indispensable

Prévenir le risque de déshydratation [6]

Appelez le médecin si le bébé a moins de trois mois.

Sinon, prévenez le risque de déshydratation :
– Supprimez le lait et les laitages pendant 24 heures, sauf si le bébé est nourri au sein.
– Donnez-lui de l'eau minérale à volonté, c'est-à-dire présentez-lui souvent le biberon.
– S'il a perdu du poids, consultez immédiatement votre médecin.
– Si votre bébé a une alimentation diversifiée, achetez des pots de carottes du commerce car la teneur en nitrates des engrais agricoles y est contrôlée, contrairement aux carottes du commerce. Donnez-lui des carottes en quantité égale ou supérieure à ses rations de lait habituelles.
– Donnez-lui des bouillons salés, du riz sous toutes ses formes (farines y compris), du poisson maigre cuit à l'eau, des petits pots de pommes et

---

6. Voir aussi page 166.

de coings, des pommes de terre ; une banane mixée à raison d'un tiers par biberon est un excellent complément nutritif.
– Le régime ne doit durer que 24 à 48 heures au bout desquelles l'alimentation normale doit être reprise. En cas de poursuite de la diarrhée, chez le nourrisson de moins de trois mois, vous remplacerez le lait habituel par du lait de soja pendant au moins deux semaines avant de le réintroduire, cela afin d'éviter une sensibilisation secondaire aux protéines de lait de vache. De trois à six mois, la reprise du lait habituel sera précédée d'une période de 8 à 10 jours de l'emploi d'un lait sans lactose — AL110®, HN25®, Diargal®, etc. Après six ou sept mois, vous réintroduirez directement le lait normal.

Le traitement homéopathique

Diarrhées simples

Sans poussées dentaires

- *China rubra* 5 CH, si la diarrhée de selles jaunâtres s'accompagne de nombreux gaz et d'un ballonnement important. L'enfant ne souffre pas, mais paraît épuisé après l'épisode de diarrhée.
- *Hepar sulfur* 5 CH, si la diarrhée de selles blanches ou verdâtres, d'odeur acide ou aigre, est aggravée par les boissons froides.
- *Ipeca* 5 CH, lors de diarrhée de selles verdâtres, avec vomissements, langue propre, c'est-à-dire rouge et humide. Les nausées persistent malgré les vomissements.
- *Nux vomica* 5 CH : diarrhée de petites selles et vomissements, langue blanche dans sa partie postérieure. Les douleurs abdominales persistent malgré la diarrhée. Le bébé dort beaucoup après chaque biberon.
- *Dulcamara* 5 CH, diarrhée vert-jaune en été ou quand le temps se refroidit ou devient humide.
- *Sulfur* 7 CH, dans les diarrhées de selles irritantes, nauséabondes, survenant dès le réveil chez des enfants allergiques. À utiliser avec précautions chez ces derniers et chez les enfants ayant des otites.

Posologie (pour tous ces médicaments) : 2 granules 5 fois par jour pendant 2 jours, puis 3 fois par jour pendant 6 jours.

Avec poussées dentaires, reportez-vous page 202.

Gastro-entérites

Voir le chapitre concernant les gastro-entérites page 166.

Pour les nourrissons qui ne digèrent pas le lait

- *Æthusa cynapium* 5 CH : le lait provoque brutalement une gastro-entérite avec des selles verdâtres et des vomissements précoces de lait ou tardifs de caillots. L'état général de ces bébés peut être mauvais, il vaut mieux appeler votre médecin.
- *China rubra* 5 CH : diarrhée liquide indolore, fétide, avec de nombreux gaz, survenant chez un nourrisson extrêmement ballonné.
- *Magnesia carbonica* 5 CH, pour les nourrissons chez lesquels le lait de vache — ou un excès de laitages — provoque des colites (le bébé se tortille pendant le biberon) avec flatulence, accompagnées d'une diarrhée de selles verdâtres d'odeur aigre et des vomissements acides.
- *Natrum carbonicum* 5 CH, quand le lait provoque des ballonnements et une diarrhée grumeleuse orangée « comme de la pulpe d'orange », sans vomissements.

Posologie (pour tous ces médicaments) : 2 granules 5 fois par jour pendant 2 jours, puis 3 fois par jour pendant 6 jours.

Dans ces derniers cas, n'hésitez pas à consulter votre médecin traitant si la diarrhée persiste, car certains nourrissons présentent des intolérances aux protéines de lait qu'il est nécessaire de traiter.

Après les repas, la diarrhée prandiale

La mère qui allaite réduira sa consommation d'agrumes et de fruits. Vous pouvez donner avant les tétées de l'eau de chaux officinale : une demi-cuillerée à café, 3 fois par jour avant six mois.

Après la prise d'antibiotiques

Elle se déclare 3 à 5 jours après le début de la prise des antibiotiques. Elle est le plus souvent isolée, sans douleur, sans fièvre, sans atteinte de l'état général. Il existe des formes plus graves qui nécessitent une consultation.

- *China rubra* 5 CH : diarrhée liquide indolore, épuisante, avec ballonnement global de l'abdomen.
- *Nux vomica* 5 CH a un rôle de désintoxiquant médicamenteux de l'organisme.

- *Penicillinum* 7 CH en cas de diarrhée peu abondante, fétide, s'accompagnant de douleurs abdominales et de nausées. Diarrhée consécutive à la prise d'antibiotiques, notamment la pénicilline.
Posologie (pour tous ces médicaments) : 2 granules 5 fois par jour systématiquement et après chaque selle pendant 2 jours, puis 3 fois par jour. Cessez le traitement une journée après la disparition des troubles.

Les autres petits moyens

Un complément intéressant à ajouter au tout début :
- *Lactéol fort 340 poudre®*, composé de Lactobacillus acidophilus : 3 sachets chez le nourrisson, quel que soit l'âge, stoppe la diarrhée le premier jour ; traitement à poursuivre 2 ou 3 jours puis à arrêter. Versez le sachet progressivement dans un peu d'eau et agitez en même temps pour bien homogénéiser la solution.

Diarrhée aiguë de l'enfant

Chez le grand enfant, les diarrhées aiguës sont habituellement bénignes et se soignent facilement.

> CONSULTEZ EN CAS DE PERSISTANCE DE LA DIARRHÉE.

Diagnostic

Les diarrhées aiguës sont caractérisées par l'émission subite de selles fréquentes et abondantes. Chez l'enfant, comme chez le nourrisson, la diarrhée est principalement due à la gastro-entérite (voir page 166). Rappelons cependant que celle-ci peut avoir des causes extra-digestives : otite, angine, pneumonie, méningite.

Principales complications

Elles dépendent de l'origine et de l'intensité de la diarrhée. N'hésitez jamais à consulter dans cette indication.

Règles diététiques

Quelle que soit la cause de la diarrhée, les règles qui suivent font partie intégrante du traitement :
- le repos au chaud ;
- une alimentation à base principalement de liquides pendant 24 à 48 heures, c'est-à-dire :
– au moins un litre et demi d'eau ;
– des bouillons de légumes longuement cuits (pour bien dissocier les fibres) et légèrement salés (pour retenir l'eau), en excluant les légumes irritants pour l'intestin tels les poireaux, les oignons, les choux, les navets, les salsifis ;
– de l'eau de riz le premier jour, une soupe de carottes, des pommes crues finement râpées, de la pulpe de caroube le deuxième jour ;
– les jours suivants : de la semoule, des pâtes à potage, du riz bien cuit, du poisson maigre très frais au court-bouillon, du rumsteack haché après cuisson, du beurre cru, de la purée de légumes et un yaourt. Limitez les fruits et les légumes.
– Reprenez ensuite progressivement une alimentation normale.

Le traitement homéopathique

Diarrhées simples

Le traitement est le même que celui des diarrhées du nourrisson (voir page 123).

Diarrhées d'origine alimentaire

Diarrhées dues à des aliments mal supportés

Dans ces indications, sauf précisions contraires, la posologie est la suivante : 2 granules 5 fois par jour systématiquement, et après chaque selle pendant les 2 premiers jours, puis 3 fois par jour. Cessez le traitement une journée après la disparition des troubles.

- Fruits
- *Colocynthis* 5 CH : diarrhée très douloureuse avec des douleurs abdominales violentes à type de crampes améliorées quand l'enfant se plie en deux ou s'appuie sur le ventre.
- *China rubra* 5 CH : en été après un abus de fruits.
- *Ipeca* 5 CH : après ingestion de fruits verts en automne.
- *Podophyllum* 5 CH : après abus de fruits frais.

■ Aliments gras
- *Carbo vegetabilis* 5 CH : diarrhées fétides, survenant juste après le repas, accompagnées de ballonnements sus-ombilicaux.
- *Pulsatilla* 5 CH : diarrhées nocturnes consécutives à l'ingestion d'aliments gras ou de glace. Elles s'accompagnent de ballonnements et de renvois ayant le goût des aliments.

■ Lait
- *China rubra* 5 CH (voir plus haut pour la description de ce médicament).
- *Magnesia carbonica* 5 CH : chez ces sujets, le lait est à l'origine d'une diarrhée de selles verdâtres et de spasmes abdominaux soulagés par la position pliée en deux.
- *Natrum carbonicum* 5 CH, quand le lait provoque des ballonnements et une diarrhée grumeleuse orangée.

Voir aussi les diarrhées du nourrisson
qui ne digère pas le lait page 126.

■ Huîtres
- *Lycopodium clavatum* 5 CH : la diarrhée s'accompagne d'un ballonnement de la partie inférieure de l'abdomen juste après le repas et après 16 heures.

■ Après abus de pâtisseries
- *Pulsatilla* 5 CH (voir plus haut pour la description de ce médicament).
- *Carbo vegetabilis* 5 CH (voir plus haut pour la description de ce médicament).

■ Après abus de sucreries
- *Argentum nitricum* 5 CH : la diarrhée verte, explosive, bruyante, douloureuse, se complique de nausées, de vomissements et de brûlures d'estomac.

Après des excès alimentaires occasionnels
- *Antimonium crudum* 5 CH : avec nausées, vomissements, aérophagie et langue complètement blanche.
- *Nux vomica* 5 CH : avec nausées, vomissements que le malade provoque pour se soulager et langue blanche dans sa moitié postérieure.
- *Ipeca* 5 CH : si les nausées ne sont pas soulagées par les vomissements et que la langue reste propre (rouge) et humide.

Posologie (pour tous ces médicaments) : 2 granules 5 fois par jour pendant 2 jours.

En prévision d'un anniversaire entre petits camarades, donnez à votre enfant soit une dose de *Nux vomica* 15 CH, soit d'*Argentum nitricum* 9 CH, de *Pulsatilla* 5 CH, soit de *Carbo vegetabilis* 5 CH (voir plus haut pour la description de ces médicaments).

Diarrhées de stress

Survenant avant un devoir sur table, une composition ou un examen

- *Argentum nitricum* 15 CH, chez l'enfant agité, anxieux, ne tenant pas en place. La diarrhée survient généralement dans les jours, plus rarement dans les heures, qui précèdent une échéance importante.
- *Coffea cruda* 15 CH, dans les diarrhées émotives avec envies fréquentes d'uriner, tachycardie, et endormissement très difficile la veille d'une épreuve.
- *Gelsemium sempervirens* 15 CH, comme *Coffea cruda* avec, en plus, des tremblements et un refus d'aller à l'école.
- *Ignatia amara* 15 CH : diarrhée émotive avec tachycardie, boule dans la gorge et nausées améliorées en mangeant.

Posologie (pour tous ces médicaments) : 2 granules 3 fois par jour dans les jours précédant l'examen, et 1 dose le jour même.

Consécutives à une colère

On retrouve les mêmes médicaments que précédemment, auxquels on peut ajouter :

- *Chamomilla vulgaris* 9 CH : bien indiqué chez l'enfant, quand la colère s'accompagne de diarrhée, de douleurs coliques et d'anxiété.
- *Colocynthis* 9 CH, si la colère déclenche une diarrhée très douloureuse, des crampes abdominales violentes améliorées par la position pliée en deux et par la pression.
- *Staphysagria* 15 CH : chez un enfant, extrêmement susceptible qui, après avoir rentré sa colère devant l'autorité d'un parent ou d'un professeur, se plaint de coliques et de diarrhées.

Posologie (pour tous ces médicaments) : 2 granules du médicament indiqué jusqu'à la fin de la crise, toutes les 2 heures au début puis 5 fois par jour le lendemain.

Les autres petits moyens

Une autre façon d'agir rapidement chez l'enfant de plus de six ans :

- *Vaccinum myrtillus TM* (la myrtille) : 20 gouttes 3 fois par jour dans un peu d'eau.
- *China complexe*® : 5 à 10 gouttes 3 fois par jour dans un peu d'eau.

DOULEURS ABDOMINALES

Les causes des douleurs abdominales sont le plus souvent banales. Parfois, elles révèlent une otite, une infection urinaire ou une pneumonie. Si elles sont anciennes, elles sont souvent d'origine psychogène.

> CONSULTEZ — SI VOTRE ENFANT REFUSE SON BIBERON — EN PRÉSENCE DE DOULEURS DANS LA FOSSE ILIAQUE DROITE (APPENDICITE) — EN CAS DE DOULEURS ABDOMINALES ANCIENNES

Comment les reconnaître ?

La douleur abdominale est un symptôme dont il faut déterminer la cause : elle révèle le plus souvent une constipation chronique, une gastro-entérite ou la présence de vers. Si les douleurs persistent, je vous conseille de consulter votre médecin traitant. Si elles sont anciennes, également, car elles peuvent traduire un caractère anxieux ou un conflit avec un des membres de la famille (parents, frère ou sœur) ou de l'entourage proche (institutrice par exemple).

Sachez aussi que des douleurs abdominales peuvent avoir une cause extra-digestive et témoigner d'une otite, d'une infection urinaire ou d'une pneumonie.

Consultez si la cause ne vous paraît pas évidente.

Principales complications

> **Attention !**
>
> • Deux urgences chirurgicales sont à considérer en fonction de l'âge :
> – Chez l'enfant de moins de deux ans (entre six et dix-huit mois) : l'invagination intestinale aiguë (pénétration d'une partie de l'intestin dans une autre, avec risque de nécrose) se manifeste par un refus brutal du biberon, une pâleur, des hurlements subits, accompagnés d'un rejet du corps en arrière. Puis, en quelques instants le bébé se calme et reprend des couleurs.
> – Chez le plus grand enfant, la principale urgence chirurgicale est l'appendicite qui se reconnaît par les vomissements, la fièvre, la constipation inopinée et les douleurs dans la fosse iliaque droite (partie de l'abdomen située en bas et à droite de l'ombilic).
> • Si votre enfant a du sang dans les selles ou qu'il digère mal le lait, une consultation médicale s'impose aussi.

Le traitement homéopathique

Douleurs abdominales d'origine digestive

Dues à une gastro-entérite (sans vomissements)

Reportez-vous au chapitre sur les gastro-entérites page 166.

Dues à une constipation

Reportez-vous au chapitre sur la constipation page 105.

Dues à la présence de vers

Les oxyures se révèlent le plus souvent par des démangeaisons de l'anus et/ou du vagin chez la petite fille. Parfois, elles sont à l'origine de douleurs abdominales ou d'insomnies. C'est une infestation intestinale bénigne qui touche environ 20 % de la population enfantine ; les règles d'hygiène (lavage méticuleux des mains, ongles coupés courts) semblent de peu d'effets pour cette parasitose.

- *Cina* 9 CH, chez des enfants régulièrement infestés par les vers, souffrant de coliques calmées à plat ventre et de démangeaisons de l'anus et du nez.
- *Teucrium marum* 7 CH : votre enfant a des démangeaisons des narines et de l'anus aggravées après la selle et au coucher.

- *Sabadilla* 7 CH, quand l'appétit est perturbé et que les troubles sont aggravés à la nouvelle lune et à la pleine lune.
- *Spigelia* 7 CH : les douleurs abdominales situées autour de l'ombilic et l'irritabilité dominent les troubles.
- *Silicea* 9 CH, chez les enfants bons répondeurs, habituellement infestés par les oxyures à la nouvelle lune.

Ces médicaments évitent la réinfestation. En présence d'oxyures, il est donc nécessaire de prendre un traitement classique pour traiter les crises. Sachez que les Américains ne traitent pas cette affection du fait de sa bénignité, de sa fréquence élevée et de son caractère récidivant.

Posologie (pour tous ces médicaments) : 2 granules au réveil pendant 3 mois.

Douleurs abdominales extra-digestives

Dues à une otite

Reportez-vous au chapitre sur les otites page 189.

Dues à une infection urinaire

Vous devez consulter votre médecin homéopathe.

Douleurs abdominales psychogènes

Ce sont les plus fréquentes. Elles ont quelques caractéristiques évocatrices :
– Elles siègent toujours autour de l'ombilic ; elles sont fixes et ne sont pas liées aux repas.
– Elles peuvent s'accompagner de malaises, de pâleur, de sensations de vertiges, de palpitations.
– Elles sont souvent déclenchées par des erreurs alimentaires, un conflit entre les parents, des difficultés scolaires, une vie sociale difficile (précarité), un deuil.
– Elles n'ont aucun retentissement sur la croissance de l'enfant, qui a un poids et une taille normaux pour son âge.
– Elles sont assez difficiles à traiter et nécessitent souvent un traitement de terrain.

Consécutives à une colère

- *Bryonia alba* 9 CH, chez les enfants constipés ayant des selles grosses et dures, dont les douleurs sont améliorées quand ils sont couchés sur le ventre.

- *Cina* 9 CH, chez un enfant colérique dont les douleurs sont, elles aussi, calmées couché sur le ventre.
- *Chamomilla vulgaris* 9 CH, chez des enfants qui deviennent nerveux et agités dès qu'ils souffrent. Ils ne sont calmés que bercés ou promenés en voiture.
- *Colocynthis* 9 CH, si la colère déclenche des crampes abdominales violentes, améliorées quand l'enfant se plie en deux ou s'appuie sur le ventre, et une diarrhée très douloureuse.
- *Nux vomica* 9 CH concerne des enfants qui s'emportent facilement, font de violentes colères, et sursautent au moindre bruit.
- *Staphysagria* 9 CH s'adresse aux enfants qui pensent avoir subi une frustration ou une injustice (enfant puni injustement ou obligé de se taire).

Posologie (pour tous ces médicaments) : 2 granules 3 fois par jour pendant 2 jours ; plus longtemps et 2 fois par jour si les symptômes persistent.

Voir aussi le chapitre sur les enfants coléreux page 71.

Consécutives au trac

- *Argentum nitricum* 9 CH : avec diarrhée verte, explosive, nausées et vomissements.
- *Ignatia amara* 9 CH : diarrhée avec tachycardie, boule dans la gorge, nausées améliorées quand on mange.
- *Gelsemium sempervirens* 9 CH, diarrhée chez un enfant tremblant de peur.

Posologie (pour tous ces médicaments) : 2 granules 3 fois par jour pendant 2 jours ; plus longtemps et 2 fois par jour si les symptômes persistent.

Voir aussi le chapitre sur les équivalents migraineux page 94.

Les autres petits moyens

Pour faciliter la digestion, dans l'assaisonnement de vos salades, ajoutez 1 à 3 gouttes d'huiles essentielles d'*Ocimum basilicum var basilicum* (basilic) et de *Romarinus officinalis à verbénone* (romarin).

DOULEURS DENTAIRES

Voir aussi le chapitre sur les poussées dentaires page 202.

Après un traumatisme dentaire

En cas de coup ou de choc sur une dent
- *Arnica montana* 5 CH et *Hypericum perforatum* 5 CH, à raison de 2 granules 5 fois par jour pendant 2 jours. Amenez votre enfant chez le dentiste, si le choc vous a paru violent ; surveillez la dent touchée les jours suivants.

En cas de saignement
- *Arnica montana* 5 CH et *China* 5 CH, 2 granules toutes les 5 minutes au début, puis espacez les prises.

Caries dentaires de la première dentition

Si les dents sont noires et s'effritent, associez *Kreosotum* 7 CH et *Staphysagria* 7 CH.
Posologie : 2 granules de chaque médicament au réveil et au coucher pendant 2 mois.

Si l'on doit arracher une dent à votre enfant

Avant l'intervention

Pour prévenir les hémorragies dentaires, associez
- *China rubra* 9 CH,
- *Millefolium* 5 CH.

Posologie : 2 granules de chaque médicament 3 fois par jour, 3 jours avant l'intervention.

Pour prévenir le risque infectieux
- *Pyrogenium* 5 CH, 3 fois par jour.

Posologie : 2 granules 3 fois par jour, 3 jours avant l'intervention et 3 jours après.

En cas de trac, reportez-vous page 193.

Après l'intervention

En cas de saignements
Continuez les médicaments cités dans la rubrique précédente.
- Ajoutez *Arnica montana* 7 CH.

En cas de douleurs
- *Arnica montana* 7 CH accompagné de :
- *Hypericum perforatum* 15 CH, si les douleurs, lancinantes et intolérables, irradient dans toute la bouche.
- *Ledum palustre* 15 CH, si les douleurs restent localisées à l'endroit de l'intervention.

Posologie (pour tous ces médicaments) : 2 granules toutes les heures le premier jour, puis 5 fois par jour les 2 jours suivants.

Les autres petits moyens

En cas d'arrachement de dent, dites à votre enfant :
– Immédiatement après, de se masser la joue, en regard de la dent arrachée, avec quelques gouttes d'huile essentielle de *Laurus nobilis* (laurier noble). Faites faire un petit test à votre enfant pour vous assurer qu'il ne fait pas d'allergie : appliquez quelques gouttes sur la peau, faites pénétrer et laissez agir. En l'absence de rougeur ou d'allergie, vous pouvez soulager votre enfant avec cette huile.
– Au moins 12 heures après l'intervention, de faire des bains de bouche avec du *Plantago* en teinture-mère : 30 gouttes dans un demi-verre d'eau, 3 fois par jour.

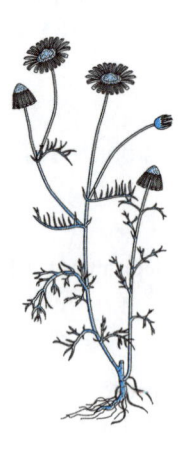

Chamomilla vulgaris

ECZÉMA ATOPIQUE

Ou dermatite atopique est la principale manifestation cutanée de l'allergie. Sa fréquence est passée de 6 à 12 % en une quinzaine d'années sans que l'on en comprenne vraiment la raison. La dermatite atopique est différente de l'eczéma de contact qui est déclenché par une substance mise directement sur la peau.

> Consultez votre médecin homéopathe pour un traitement de terrain.

Comment le reconnaître ?

L'eczéma atopique[7] est une maladie chronique et récidivante qui commence tôt dans l'enfance, souvent avant le sixième mois.

Les éruptions, d'abord rouge vif, se développent sur une peau qui s'œdématie, puis les vésicules formées suintent et sèchent. Des croûtes se forment sur la peau qui s'épaissit durablement.

Avant trois mois, les lésions apparaissent sur le cuir chevelu, aux lobes des oreilles et aux fesses. Après six mois, les pommettes, le front, le menton sont les premiers concernés ; les éruptions s'étendent parfois à l'ensemble du visage, au tronc, aux membres. Après un an, la topographie prédomine aux plis de flexion des coudes, des genoux, au cou, aux mains, aux chevilles.

Les autres éléments en faveur de l'eczéma sont la présence de démangeaisons constantes, à l'origine d'un cercle vicieux prurit-grattage-éruption-prurit, la sécheresse de la peau (xérose) et l'existence d'eczéma ou d'allergie chez l'un des deux parents.

---

7. Voir aussi fiches pédiatriques érythème fessier du nourrisson et dermite séborrhéique du nourrisson.

Un eczéma étendu et très prurigineux chez un nourrisson ou un petit enfant provoque une agitation, des cris, des troubles du sommeil et parfois un manque d'appétit.

Quels sont les risques ?

- À court terme, les risques sont la surinfection des lésions par le grattage.
- À long terme, du fait du terrain atopique, le risque de survenue d'autres allergies telles que l'asthme ou la rhinite allergique.

Règles d'hygiène, prévention

Pour le nourrisson
- Privilégiez l'allaitement maternel ;
- retardez la diversification alimentaire après six mois.

Pour le nourrisson et l'enfant
- Ne lui mettez pas des vêtements en fibres synthétiques ;
- n'appliquez pas de parfum ou d'eau de toilette ;
- n'utilisez pas d'assouplissant dans la lessive, rincez bien le linge ;
- limitez, si possible, le contact avec les animaux ;
- ne le couvrez pas trop, mettez un humidificateur dans sa chambre ;
- ne le baignez pas dans une eau dépassant 36 °C : employez un savon surgras, mettez dans l'eau des huiles végétales ou des extraits d'avoine aux propriétés adoucissantes, essuyez-le sans lui frotter la peau avec la serviette, mais en le tamponnant. Coupez-lui les ongles à ras.

Comment le soigner ?

Les soins locaux

Pendant les crises
Au début, chez le nourrisson, pulvérisez de l'eau d'Évian sur les lésions débutantes ; chez l'enfant plus grand, de l'eau de fleur d'oranger.
Ensuite appliquez :
- soit une *crème aux plantes médicinales* (Weleda®) ;
- soit une pommade *Equisetum arvense* (prêle) à 10 %.

En dehors des crises
Pour lutter contre la sécheresse cutanée :

– Appliquez une crème type *Cold-cream*® sur la peau saine ou *la crème aux plantes médicinales* (Weleda®).
– Pour le nourrisson et le petit enfant, donnez des bains quotidiens, toujours dans une eau de moins de 36 °C, dans laquelle vous ajouterez une décoction de racine de guimauve : faites-en bouillir, pendant 20 minutes, 15 g dans 1 litre d'eau, puis versez la décoction dans le bain.

Le traitement homéopathique

Pendant les crises

■ Au tout début
• *Belladonna* 7 CH, au tout début de l'eczéma, quand la peau est rouge, chaude et douloureuse.

■ Dès que l'œdème et les démangeaisons apparaissent
• *Apis mellifica* 7 CH, quand l'eczéma commence par un léger œdème de la peau, avec des démangeaisons brûlantes améliorées par les applications froides.
• *Urtica urens* 7 CH, si les démangeaisons sont aggravées par les applications froides.
Posologie : 2 granules 5 fois par jour pendant 2 jours, puis 3 fois par jour pendant 6 jours.

■ Quand les vésicules surgissent
Les vésicules, c'est-à-dire des cloques, de la taille d'une tête d'épingle remplies d'un liquide transparent, sont piquantes et brûlantes.
Donnez en premier lieu :
• *Anacardium orientale* 7 CH, quelle que soit la taille des vésicules, si les démangeaisons sont intenses.
Ajoutez :
• *Rhus toxicodendron* 7 CH, si les vésicules, petites, sont améliorées par le grattage et les applications d'eau très chaude.
• *Cantharis vesicatoria* 7 CH, en cas de grosses vésicules dont les sensations de brûlures et de piqûres sont améliorées par les applications froides.
Posologie (pour tous ces médicaments) : 2 granules 5 fois par jour pendant 2 jours, puis 3 fois par jour pendant 6 jours.

■ Au stade de suintement et de croûtes
Sur le corps
• *Graphites* 9 CH, en cas de lésions siégeant aux oreilles, au cuir chevelu, à la bouche, aux genoux et aux coudes et laissant sourdre un liquide

visqueux jaunâtre. Les démangeaisons sont aggravées par la chaleur, le lavage, et améliorées par les applications fraîches.
- *Petroleum* 7 CH, si le suintement des vésicules est clair et fluide. Les lésions dominent au visage, aux mains, aux organes génitaux et aux orteils. Les démangeaisons sont aggravées par le froid et l'hiver, et améliorées par la chaleur et l'été.

Sur le cuir chevelu[8]

Chez le nourrisson qui a de l'eczéma au visage et des croûtes collantes dans le cuir chevelu :
- *Viola tricolor* 3 DH en cas de démangeaisons nocturnes intenses.
- *Vinca minor* 4 CH, proche de *Viola tricolor*, présente des démangeaisons intenses et une peau très sensible qui rougit et s'irrite très facilement.
- *Antimonium crudum* 5 CH chez le nourrisson glouton, boudeur.
- *Oleander* 5 CH chez le nourrisson indolent dont les croûtes dominent au pourtour du cuir chevelu, à la nuque, et qui a de l'eczéma aux oreilles et à la nuque.
- *Mezereum* 5 CH en cas de croûtes épaisses et de prurit intense.

Posologie : 2 granules au réveil et au coucher pendant 1 mois.

■ Quand la peau commence à se réparer
- *Arsenicum album* 7 CH, quand l'eczéma devient sec, que la peau desquame et que les croûtes tombent « en poussière ».

Posologie (pour tous ces médicaments) : 2 granules au réveil et au coucher pendant 15 jours.

■ En cas d'infections cutanées

En attendant de consulter : *Mezereum* 7 CH, 2 granules au réveil et au coucher.

Entre les crises

Consultez un médecin homéopathe pour envisager un traitement de terrain.

Les cures thermales sont recommandées et efficaces : Avène-les-Bains, La Bourboule, Les Fumades-les-Bains, Molitg-les-Bains, Neyrac-les-Bains, La Roche-Posay, Rochefort-sur-Mer, Sail-les-Bains, Saint-Christau, Saint-Gervais, Saujon, Uriage-les-Bains.

---

8. Voir aussi p. 121.

Les autres petits moyens

Un traitement additif intéressant (à partir de trois ans) :
– Un oligo-élément de *manganèse* : 1 ampoule par semaine.
– *Ribes nigrum BMG 1DH* : 10 gouttes par jour.
– *Sulfur complexe®* : 1 comprimé 3 fois par jour chez l'enfant de plus de six ans. En cas de réactivation de l'eczéma, arrêtez quelques jours le traitement, puis redonnez-le à la même posologie.

ENCOPRÉSIE

C'est la perte consciente des matières dans la culotte, chez un enfant en bonne santé, sans maladie digestive ni neurologique ou sans anomalie organique. Rare — 1 % des enfants de plus de quatre ans — mais préoccupante, elle nécessite une consultation médicale. Elle est le plus souvent liée à une constipation et à un apprentissage de la propreté trop précoce et trop rigide.

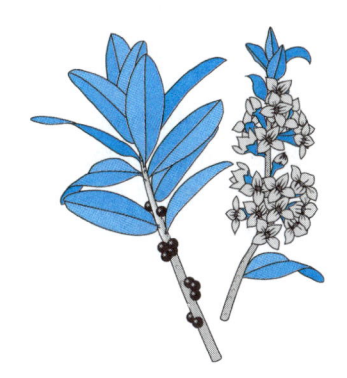

Mezereum

ENFANT AGITÉ

L'agitation psychomotrice de l'enfant, trouble mineur dans un milieu équilibré, peut devenir pathologique si l'enfant vit dans une famille en conflit.

> UNE CONSULTATION MÉDICALE EST SOUVENT TRÈS UTILE.

Comment le reconnaître ?

L'enfant, dès qu'il maîtrise la marche, remue beaucoup, change de place sans arrêt, grimpe partout, fait du bruit, passe d'une activité à l'autre, en un mot découvre le monde qui l'environne. Cette attitude normale jusqu'à deux à trois ans devient préoccupante à l'âge scolaire car la persistance de la turbulence et l'apparition de troubles de l'attention sont ensuite mal acceptés, aussi bien par les parents que les instituteurs. La pérennisation de ces troubles après six ans, associés à une certaine impulsivité, nécessite une consultation médicale car ils peuvent entrer dans le cadre de l'hyperkinésie de l'enfant.

L'agitation psychomotrice de l'enfant peut provenir de sa nature même, ou être consécutive aux deuils de proches l'affectant, ou encore être d'ordre parental, comme :
– une mauvaise interprétation du stade de développement de l'enfant ;
– une trop grande différence entre l'enfant et ce qu'en attendent les parents, qui peut être à l'origine d'un désintérêt ou d'un rejet de l'enfant, ou au contraire la source d'une surprotection qui étouffera ses efforts d'indépendance ;
– une dépression d'un des parents, un stress, une mésentente conjugale, le chômage, etc.

Tous ces éléments sont à prendre en considération ; d'où la nécessité et l'intérêt d'une consultation médicale pour l'enfant et ses parents.

Le traitement homéopathique

Les médicaments homéopathiques les plus courants dans cette indication sont les suivants :

- *Argentum nitricum* 9 CH convient à un enfant sans cesse en action, toujours précipité, qui fait les choses rapidement et superficiellement. Friand de sucreries, il a toujours peur avant une échéance importante, tels un devoir sur table, un examen oral ou écrit. Ce trac se manifeste par des diarrhées émotives et des brûlures d'estomac. Il s'ajoute à la peur de l'échec et de l'avenir qu'il a naturellement.

- *Chamomilla vulgaris* 9 CH est le médicament type de l'enfant agité, coléreux, capricieux, insupportable, parfois méchant. Tenace, il crie, pleure, casse, se roule par terre, jusqu'à ce qu'il ait obtenu l'objet de son désir. Ce sont ces enfants qui font le plus souvent des spasmes du sanglot. Ils ne supportent pas la moindre contradiction et ne sont calmés que bercés ou promenés en voiture. C'est le type même de l'enfant qu'il faut tenir d'une main de fer dans un gant de velours si l'on ne veut pas que se crée une opposition destructrice.

- *Cina* 9 CH concerne les enfants aux yeux souvent cernés. Ces chérubins présentent des troubles proches de ceux de *Chamomilla vulgaris*, s'accompagnant d'insomnie, d'énurésie (pipi au lit) et d'une aggravation générale de l'agitation à la pleine lune ou à la nouvelle lune. Ils ont fréquemment des vers, source supplémentaire de nervosité.

- *Kalium bromatum* 9 CH convient aux enfants ou aux adolescents acnéiques, facilement inquiets, dont l'instabilité se manifeste par une agitation constante des mains et des doigts. Les bouts des crayons sont rongés, les gommes triturées, les doigts et les petits objets sont manipulés dans tous les sens. Le soir, ils s'endorment avec difficultés, se réveillent affolés (terreurs nocturnes) ; plus rarement, ils sont somnambules et font pipi au lit. Leur mémoire est fragile ; leur état nerveux, régulièrement aggravé à la pleine lune, est la conséquence de la présence de vers dans les selles.

- *Nux vomica* 9 CH est le médicament des enfants qui deviennent nerveux du fait des contraintes de la vie dite « moderne » qui les obligent à se lever tôt, à ne pas avoir de périodes de repos ou de calme dans la journée, et à rentrer tardivement au domicile en même temps que les parents. Ce stress qu'il faudrait leur éviter est imposé et concourt à pérenniser cet état. Aussi leurs colères, bien que moins violentes que celles de leurs camarades décrits dans les médicaments précédents, sont plus fréquentes.

- *Medorrhinum* 9 CH correspond à l'enfant agité, précipité, parfois bègue, extrêmement remuant. Fébrile, impatient, irritable, il manque de concentration, fait tout avec précipitation et maladresse, que ce soit son travail scolaire ou une activité ludique. C'est un enfant qui manque de contrôle et ne fait rien avec mesure. Il s'endort difficilement le soir, période de la journée où il se sent le mieux ; la nuit, il aimerait se lever pour jouer et s'amuser. Petit, il dort sur le ventre les fesses en l'air ; il garde parfois cette habitude plus grand et dort les pieds hors des couvertures. Il est souvent allergique (asthme).
- *Staphysagria* 9 CH intéresse les enfants irritables, très nerveux, très sensibles à la réprimande et à tout ce qui les contrarie. Ils sont capricieux, mais intériorisent leurs colères, qui « ressortent » sous la forme de tics, de tremblements, d'insomnies, ou autres, telles des coliques ou des toux persistantes.
- *Tarentula hispana* 9 CH convient à un enfant hyperactif, anxieux, qui agite sans cesse les mains et les pieds, et qui n'est calmé que par la musique. Les difficultés scolaires qu'il rencontre sont en rapport avec la dissipation, le manque de concentration et les troubles du sommeil comme les terreurs nocturnes, les balancements de la tête quand il s'endort (rythmies) et l'insomnie. C'est aussi un médicament d'hyperkinésie de l'enfant.
- *Theridion* 9 CH se donne aux enfants turbulents, très bavards, remuant en permanence les mains. Hypersensibles au bruit, ils se démènent encore plus dans les ambiances bruyantes qu'ils ne supportent pas.
- *Tuberculinum* 9 CH est le médicament de l'enfant longiligne qui grandit trop vite, a de grosses amygdales et des rhinopharyngites à répétition. Insupportable, remuant, turbulent, il se met en colère pour un rien.
- *Valeriana* 1 DH, quand les enfants sont surmenés, tendus, agités de tics et ont du mal à s'endormir.
- *Zincum metallicum* 9 CH aide les enfants trop énergiques, facilement reconnaissables à l'agitation permanente de leurs pieds et jambes. Ils se fatiguent vite, ont des troubles de la mémoire et ne supportent pas le bruit.

Posologie (pour tous ces médicaments sauf *Valeriana*) : 2 granules au réveil.
Valeriana 1 DH : 20 gouttes 2 fois par jour, au réveil et au coucher.

ENFANT QUI MANGE TROP

Les nourrissons qui mangent trop

Pour savoir si votre enfant mange trop et surtout « profite » trop, la courbe de poids, traditionnellement utilisée, est aujourd'hui (et à juste titre) remplacée par la courbe de masse corporelle, déterminée à partir de l'indice de masse corporelle (IMC = poids en kg/taille^2 en mètre). Celui-ci vous permet d'évaluer le poids de votre enfant en fonction de sa taille et de valeurs normales pour son âge. Cet indice reflète l'évolution de la masse grasse et permet d'apprécier un éventuel surpoids ou une obésité. Normalement l'IMC augmente la première année de vie, baisse jusqu'à six ans, puis repart. Si cet indice semble grimper régulièrement, consultez votre médecin. Une remontée de cet indice avant la sixième année est actuellement considérée comme un facteur de risque de l'obésité. Vous trouverez des courbes d'IMC en fin d'ouvrage pages 274-275.

Peut-on prévoir l'obésité de l'enfant ?

En dehors de la génétique qui n'intervient que pour un tiers dans la genèse de l'obésité, le combat contre cette épidémie passe par une lutte contre la sédentarité, et une meilleure éducation nutritionnelle des enfants.

■ Avant un an, le lait, les laitages, les légumes et les fruits constituent le principal de l'alimentation. Les besoins en protéines (viandes, poissons, œufs), à partir du sixième mois, se situent entre 10 et 30 g/jour. Méfiez-vous du moment de la diversification alimentaire car à cette période de transition, vous avez tendance à faire trop manger votre enfant. C'est une période privilégiée où vous pouvez lui faire découvrir et apprécier de nouvelles saveurs. Mais ne lui proposez pas systématiquement un aliment qu'il aimerait trop. L'excès de farines, de protéines, de sucres représente un facteur de risques de l'obésité et de troubles digestifs pour les deux premiers ; il en est de même pour l'absence de fibres ; l'excès de sel induit un risque précoce d'hypertension artérielle.

■ De un à trois ans, votre enfant peut manger ce qu'il veut mais, bien entendu, en moindre quantité qu'un adulte. C'est aussi l'âge de tous les dangers, car c'est à cette période que se créent des habitudes pouvant se révéler néfastes : la principale est le grignotage, qui fait que l'enfant mange sans faim. Cela induit une surconsommation alimentaire qui déséquilibre complètement les repas.
– Équilibrez les repas ;
– ne donnez pas de boissons sucrées et apprenez à votre enfant que la seule boisson indispensable est l'eau ;
– ne lui donnez pas de gâteaux pour le récompenser ;
– ne forcez pas à manger un enfant qui n'a pas faim : un enfant ne grandit pas parce qu'il mange, il mange parce qu'il grandit.

Que peut faire l'homéopathie ?

Si votre enfant a trop d'appétit et grossit, quelques remèdes homéopathiques peuvent aider à régulariser cet excès.

■ *Antimonium crudum* 9 CH correspond au nourrisson bien en chair, le beau bébé qui a le défaut d'avoir toujours faim et de n'être jamais rassasié. Il a tendance à vite grossir et est sujet à des maladies de peau, à l'eczéma notamment.

■ *Bryonia alba* 9 CH convient à un petit bébé robuste, bien musclé, lui aussi gros mangeur, plutôt constipé, attiré par des aliments indigestes mais rebuté par les plats gras.

■ *Calcarea carbonica* 9 CH, gros « bébé Cadum », bien potelé, à grosse tête et gros ventre, ayant facilement les fesses rouges. Il a un fort bon appétit, aime les aliments bien nourrissants, les œufs, les aliments indigestes ou non comestibles (terre, craie). C'est un nourrisson apathique, lent, plutôt constipé, dont la fermeture des fontanelles est tardive, de même que les acquisitions motrices (station assise, marche) et la dentition.

■ *Graphites* 9 CH est indiqué chez le bébé gras, mou, ayant le visage bouffi. Il est glouton, très frileux et a les pieds froids. Il est sujet aux problèmes cutanés (eczéma, impétigo, herpès) et a les ongles fragiles et cassants.

■ *Sulfur* 9 CH convient à un nourrisson bien portant, gai, aimant tous les mets. Il transpire facilement et abondamment, et se découvre souvent. Il est allergique et a tendance à la diarrhée.

Posologie (pour tous ces médicaments) : 2 granules au réveil pendant 2 mois. Ne donnez pas Sulfur sans avis médical. Vous risquez de provoquer ou de réactiver des allergies.

Les autres petits moyens

Et aussi pour calmer l'appétit, en massage sur le plexus solaire avant les repas, chez le nourrisson de plus d'un an :

Huile essentielle de Citrus reticula (mandarine) 30 gouttes ⎫
Huile essentielle de petit grain de bigaradier (feuilles) 30 gouttes ⎬ ââ[1]
dans 30 ml d'huile d'amande douce

3 semaines au maximum ; interrompre au moins 1 semaine, puis recommencer.

Les enfants qui mangent trop

La lutte contre l'obésité passe non seulement par une meilleure hygiène alimentaire mais aussi par une lutte contre la sédentarité.

> UNE PRISE EN CHARGE MÉDICALE EST INDISPENSABLE.

Actuellement, on considère que la génétique intervient pour un tiers dans la genèse de l'obésité. Si on a longtemps attribué l'obésité à un excès de consommation alimentaire, chez l'enfant, néanmoins, peu d'études ont constaté ce fait. En revanche, les études ont bien montré que le grignotage, la modification des rythmes alimentaires, un éventail d'aliments peu nombreux et donc une moindre diversification des aliments sont à l'origine de l'obésité de l'enfant. De plus, la consommation d'aliments du commerce à densité énergétique élevée (nombre de calories élevé par unité de poids), riches en lipides, savoureux mais qui provoquent moins de satiété, est aussi à l'origine de la prise de poids et de graisse en particulier.

Changer les règles de vie

La remise en question des habitudes alimentaires de la famille est donc indispensable, car la prévention de l'obésité de votre enfant passe par une alimentation équilibrée et une connaissance de ses besoins énergétiques. Une consultation médicale s'impose pour vous conseiller judicieusement et pour aider votre enfant dans les difficultés qu'il rencontre, notamment affectives ou relationnelles.

---

1. Préparation à parties égales effectuée par le pharmacien.

Il vous faudra batailler pour abolir le grignotage en fin d'après-midi, entre le goûter et le dîner : l'excès de graisses et de sucres — bonbons, gâteaux, viennoiseries, sodas… — est très néfaste.

Il vous faudra encore lutter pour que votre enfant passe plus de temps à se dépenser dehors ou à pratiquer une activité sportive, plutôt qu'à « faire du gras » devant la télévision, la console vidéo ou l'ordinateur ; faites-le simplement aller à l'école à pied. Enfin, sachez que le plus difficile est de montrer l'exemple : cela reste pourtant l'un des meilleurs moyens de convaincre votre enfant et d'avoir un dialogue avec lui.

L'aide de l'homéopathie

Dans ces situations, des remèdes, dont certains déjà décrits pour le nourrisson, peuvent aider à régulariser l'appétit et le poids de votre enfant.

- *Antimonium crudum* 9 CH : le nourrisson a bien grossi et grandi. Bien qu'il digère mal — il a la diarrhée et vomit facilement — l'enfant mange toujours trop lors des repas et se goinfre volontiers. Sa langue est souvent entièrement blanche. Gourmand, il est attiré par le porc, les plats gras, les aliments acides et la pâtisserie. Son caractère s'est affirmé, il est devenu grognon, de mauvaise humeur et coléreux. Sa tendance aux maladies de peau (eczéma, impétigo) se confirme.

- *Bryonia alba* 9 CH convient à des enfants trapus, musclés, gros mangeurs, pouvant devenir obèses si on n'y prend garde. Ils apprécient surtout la viande, sont rebutés par les légumes et les aliments gras, ils boivent beaucoup d'eau et sont constipés (selles dures, sèches, très foncées). Ce sont des enfants calmes, mais irritables quand on les dérange, difficiles à faire sortir.

- *Calcarea carbonica* 9 CH : cet enfant, s'il ne respecte pas des règles diététiques strictes, risque d'être un futur obèse. Tout y concourt, il a toujours faim, a du mal à s'arrêter de manger, mange souvent la même chose, en particulier des aliments riches : lait, laitages, pain, pâtes, œufs, sucreries. Il est constipé, remue peu, reste lent, timide, émotif, frileux et fatigable.

- *Graphites* 9 CH correspond soit à l'enfant boulimique, soit à l'enfant qui ne mange pas trop, mais à qui tout profite. Généralement, il digère mal, surtout les aliments gras, il n'aime pas les sucreries, la viande, le sel. Il digère mieux les aliments chauds que froids. Tout le métabolisme de cet enfant est ralenti, il est naturellement lent, frileux, apathique, constipé (grosses selles muqueuses), il peut devenir facilement obèse. Il a la peau sèche, est sujet à l'eczéma suintant, notamment des oreilles.

- *Natrum sulfuricum* 9 CH est indiqué chez l'enfant gras, aux doigts gonflés, ayant déjà de la cellulite. Il digère mal les fruits, les légumes, les farineux et les féculents ; il n'aime pas la viande et le pain, boit beaucoup, apprécie les glaces et les boissons glacées. Il est sujet à l'asthme et aux bronchites. Il a facilement la diarrhée après le petit déjeuner et de nombreuses excroissances cutanées ou verrues sur le corps.
- *Pulsatilla* 9 CH correspond à l'enfant gras qui boit peu, n'aime pas les aliments gras (charcuteries, plats en sauce) mais mange trop de sucreries (pâtisseries, viennoiseries, confiseries), trop de glucides (pâtes). C'est un enfant calme, timide, doux, câlin, anxieux, ayant besoin d'affection. Sa peau transparente montre sa prédisposition aux troubles veineux.
- *Thuya* 9 CH est un enfant grassouillet ayant des dépôts graisseux sur les hanches. Il aime le thé et le café et a tendance à se servir si l'on ne s'en méfie pas ; il n'apprécie pas et digère mal les oignons, les pommes de terre, les viandes grasses, les aliments peu salés (qu'il resale). Ces aliments lui donnent de la diarrhée. Il transpire du visage (ailes du nez), a des verrues, les ongles mous et cassants, les cheveux secs et pelliculeux.
- *Sulfur* 9 CH convient à l'enfant allergique mangeant trop de sucreries et de glucides, et attiré par la viande et les mets relevés. Il a de nombreux problèmes de peau (eczéma, démangeaisons, tendance à la suppuration des plaies), a toujours trop chaud, ne supporte pas le contact de la laine sur la peau. De nature gaie, optimiste — trop ! — surtout à l'école où il croit tout savoir et fait peu d'effort ; il est paresseux et espiègle.

Posologie (pour tous ces médicaments) : 2 granules au réveil pendant 1 mois, puis consultez votre médecin homéopathe.

Des fruits, des légumes et des plantes aussi

Donnez des fruits et des légumes à chaque repas à votre enfant. Ceux-ci procurent un effet de satiété et calment bien l'appétit.

Les plantes qui apaisent la sensation de faim (à partir de trois ans) :

Avena sativa (avoine) TM
Guarana TM } ââ [2]

10 gouttes dans un peu d'eau 2 fois par jour avant les repas.

---

2. Préparation à parties égales effectuée par le pharmacien.

ENTORSE

Les entorses sont habituellement bénignes chez l'enfant. L'importance de la distorsion des ligaments signe la gravité de l'entorse, de même que la présence ou non d'une lésion osseuse.

> **Consultez** • IMMÉDIATEMENT SI VOTRE ENFANT — A RESSENTI UNE SENSATION DE CRAQUEMENT DANS L'ARTICULATION
> — S'IL NE PEUT PLUS MARCHER OU BOUGER L'ARTICULATION CONCERNÉE.
> • AU BOUT DE QUELQUES JOURS, SI LES DOULEURS RESTENT VIVES ET LA MOBILITÉ DE L'ARTICULATION LIMITÉE.

Comment les reconnaître ?

Le diagnostic est souvent évident : l'entorse bénigne aiguë récente survient à la suite d'une chute ou d'un faux mouvement et se traduit d'emblée par une douleur de l'articulation atteinte. Ensuite, l'articulation gonfle plus ou moins, et est plus difficile à mouvoir.

Le traitement homéopathique

Dans les entorses bénignes aiguës récentes, donnez systématiquement une dose d'*Arnica montana* 7 CH.

Ajoutez :

- *Rhus toxicodendron* 5 CH et *Ruta graveolens* 5 CH, si le mouvement léger et prudent de l'articulation soulage, si l'immobilité augmente les douleurs.
- *Bryonia alba* 5 CH dans le cas inverse, c'est-à-dire si les douleurs sont avivées par le moindre mouvement et calmées par l'immobilité et la pression.

Posologie (pour tous ces médicaments) : 2 granules 5 fois par jour pendant 2 jours, puis 3 fois par jour pendant 15 jours.

Les soins locaux

Appliquez sur l'articulation concernée :
– Un *liniment au Rhus toxicodendron*®, si la douleur est améliorée par le mouvement.
– Un *liniment au Bryonia alba*®, dans le cas contraire.
– *Arnicagel*®, si vous ne pouvez déterminer l'amélioration ou l'aggravation par le mouvement.
Posologie (pour toutes ces pommades) : 3 applications par jour pendant 8 jours.

Si l'articulation est très douloureuse, l'acupuncture et les manipulations articulaires (après radiographies) donnent d'excellents résultats.

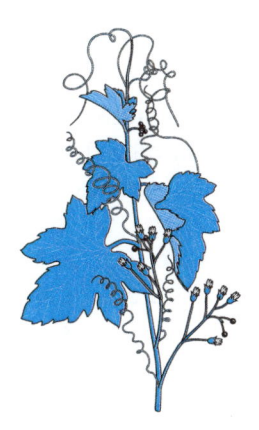

Bryonia alba

ÉNURÉSIE

L'enfant est habituellement propre à partir de trois à quatre ans pour la miction, et de deux à trois ans pour la défécation[1]. Pour éviter ces troubles extrêmement fréquents, la méthode la plus courante est le recours à des horaires réguliers en mettant l'enfant sur le pot. En lui expliquant comment faire, en le gratifiant modérément, vous résoudrez facilement ces problèmes. Épargnez-lui vos réprimandes en cas d'échec, car vous risquez d'obtenir l'effet inverse et de créer une tension entre votre enfant et vous. Si cette méthode échoue, le mieux est de reporter l'apprentissage de quelques semaines.

L'énurésie est l'émission involontaire d'urine le jour, mais le plus souvent la nuit. Elle se produit après l'âge de deux ou trois ans, âge à partir duquel le contrôle de la miction (action d'uriner) devrait être acquis.

En dehors des rares causes organiques — 1 à 2 % des cas, le plus souvent une infection urinaire — l'origine de l'énurésie est rarement retrouvée. Les garçons, plus atteints que les filles, présentent parfois des troubles du sommeil associés à type de somnambulisme ou de terreurs nocturnes. Elle est présente encore chez 30 % des enfants de quatre ans, 10 % des enfants de six ans, 3 % à douze ans et 1 % à dix-huit ans.

Si votre enfant, après avoir été propre, se remet à faire pipi au lit régulièrement, consultez votre médecin homéopathe. Celui-ci fera des examens complémentaires (échographie, radiographie), puis recherchera une cause psychologique ou un facteur de stress sous-jacent. Il associera au traitement de terrain des médicaments spécifiques de l'énurésie.

Les petits moyens

– Faites jouer à votre enfant un rôle actif en l'encourageant, en lui faisant dessiner sur un petit carnet, dont il est responsable, un nuage quand il fait pipi au lit et un soleil quand il est propre.
– Évitez les réflexions désobligeantes : ne le punissez pas et ne le disputez pas à chaque accident.

---

1. Voir aussi encoprésie p. 141.

– Limitez au maximum les boissons durant les 2 à 3 heures précédant le coucher, et faites-le uriner juste avant.
– Les « pipi-stops » — systèmes d'alarme qui réveillent l'enfant dès les premières gouttes d'urine — ont leurs partisans. Ils doivent être employés chez l'enfant de huit à dix ans, car utilisés chez le plus jeune, ils réveillent plus les parents et la fratrie que l'enfant concerné.

Le traitement homéopathique

Énurésie sans horaires particuliers

- *Cina* 9 CH, chez des enfants nerveux, sujets aux vers et aux terreurs nocturnes.
- *Ferrum phosphoricum* 9 CH, pour des enfants qui retiennent difficilement leur urine, aussi bien le jour que la nuit, surtout quand ils sont malades (avec de la fièvre).
- *Ferrum metallicum* 9 CH, chez les enfants qui se mettent à faire pipi au lit après avoir eu une anémie.
- *Equisetum* 9 CH, en cas de miction abondante, chez des enfants maigres et frileux qui ressentent une légère irritation en urinant (sans infection urinaire). À associer à *Silicea*.
- *Plantago* 9 CH, chez des enfants qui ont toujours soif et mouillent beaucoup leur lit.
- *Silicea* 9 CH, pour les enfants régulièrement infestés par les oxyures à la nouvelle lune. Ils s'endorment difficilement, ont un sommeil agité, et en grandissant deviennent somnambules.

Posologie (pour tous ces médicaments) : 2 granules au coucher.

Quand la miction survient dans la première partie de la nuit

- *Causticum* 9 CH convient à des enfants qui font pipi au lit dès le premier sommeil et ont du mal à retenir leur urine la journée (leur culotte est toujours un peu mouillée).
- *Chloralum* 9 CH, quand les enfants émotifs font pipi au lit sans être réveillés.
- *Kreosotum* 9 CH, pour des enfants dont les urines sentent très fort et sont irritantes au point de créer un érythème fessier.
- *Sepia* 9 CH, chez des fillettes qui dorment mal, grincent des dents, mangent peu, ont tendance à l'eczéma, et aiment les exercices remuants (danse, athlétisme).

Posologie (pour tous ces médicaments) : 2 granules au coucher.

Quand la miction survient dans la seconde partie de la nuit

- *Belladonna* 9 CH, pendant le sommeil profond chez des enfants impossibles à réveiller à ce moment-là. Ils s'endorment difficilement le soir, en transpirant et en remuant la tête de chaque côté. Le reste de la nuit est agité : ils gémissent, sursautent et grincent des dents.
- *Dulcamara* 9 CH, chez des enfants très sensibles à l'humidité, qui se sont mouillé les pieds dans la journée.

Posologie (pour tous ces médicaments) : 2 granules au coucher.

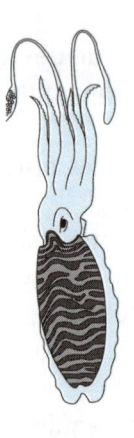

Sepia

ÉPISTAXIS

Voir Saignement de nez page 225.

ÉRYTHÈME FESSIER DU NOURRISSON

L'érythème fessier, c'est-à-dire les fesses rouges, est un eczéma. Les couches occlusives, le talc, les produits détergents ou adoucissants pour le linge peuvent en être la cause.

> CONSULTEZ EN CAS DE SURINFECTION OU DE FIÈVRE.

Comment le reconnaître ?

L'érythème fessier du nourrisson commence autour de l'anus puis s'étend progressivement en placard rouge et inflammatoire aux parties génitales. Ce placard, à contour irrégulier, peut rester rouge et sec ou devenir suintant. Parfois, il fait souffrir le bébé et s'infecte par un champignon, le *Candida albicans*.

La rougeur des fesses du nourrisson est entretenue par l'hyperacidité des selles, parfois par la présence prolongée des urines au contact de la peau, et par les couches hermétiques qui ne laissent pas respirer la peau.

Quels sont les risques ?

La surinfection cutanée, la mycose.

Hygiène et prévention

– Le bain quotidien dans une eau pas trop chaude (inférieure à 36 °C) hydrate la peau. Le bébé doit être rincé soigneusement et bien séché, pour éviter la macération et l'humidité qui favorisent cette maladie de peau.
– Changez la couche souvent, après chaque tétée ou repas.
– Nettoyez et séchez bien les fesses de votre bébé à chaque change, en tamponnant doucement.
– Évitez les couches occlusives, le talc (macération), les produits détergents ou adoucissants pour le linge.

En prévention, appliquez régulièrement :
– Si les fesses commencent à devenir rouges, du talc *TKC au calendula*® à base de calendula et de kaolin ou du *Mytosil*®.
– En cas d'érythème fessier, *Calmiphase*®, à base de matricaire et d'hydrocotyle : 2 ou 3 applications par jour.

Les soins locaux
– Nettoyez la peau avec du *lait au calendula*® ou du savon de Marseille ou un *savon aux plantes sauvages* (Lehning®) ou un savon surgras (La Roche-Posay®, Lutsine®, Roc®, Cavaillès®).
– Protégez la peau des selles avec une pâte à l'eau type *Aloplastine*®.
– Dans la mesure du possible, changez votre enfant souvent, afin que son siège soit propre, lavé et soigneusement séché sans frotter, mais en tapotant avec une serviette. Appliquez ensuite une crème de protection peu occlusive ou du talc, mais jamais les deux, car le mélange produit de petites concrétions irritantes.
– Vous pouvez aussi calmer la peau avec la *crème aux plantes médicinales* (Weleda®).
– Laissez le plus souvent possible les fesses de votre bébé à l'air.
– Utilisez des couches moins serrées pour limiter le frottement et favoriser l'aération.

Le traitement homéopathique
Un traitement homéopathique simple est souvent suffisant.

Donnez systématiquement
- *Medorrhinum* 15 CH ;
- *Calcarea carbonica* 15 CH.

Posologie : 2 granules 3 fois par jour de chaque médicament tant que les fesses sont rouges.

Si ces rougeurs sont associées à une poussée dentaire, ajoutez
- *Chamomilla vulgaris* 7 CH, associé à *Kreostum* 7 CH, si la poussée dentaire provoque une diarrhée fétide très abondante et un érythème fessier irritant, corrosif, qui saigne et fait souffrir votre bébé.

Posologie : 2 granules 3 fois par jour pendant la durée de la poussée.

Si vous allaitez votre bébé

L'érythème fessier peut être lié à une hyperacidité des selles ; ajoutez avant chaque tétée :
– un paquet à 0,25 g de carbonate de chaux dans un biberon.

Si l'eczéma devient suintant

– Tous les matins, pendant 10 minutes environ, donnez un bain dans une solution de permanganate de potassium préparée par votre pharmacien.
– Après séchage, désinfectez localement la peau en la tamponnant d'éosine aqueuse.
– Associez à *Medorrhinum*, systématiquement :
- *Candida albicans* 7 CH ;
- *Staphylococcinum* 7 CH.

Posologie : 2 granules 3 fois par jour de chaque médicament.

En cas de diarrhée et de fortes démangeaisons

- *Croton tiglium* 7 CH.

Posologie : 2 granules 3 fois par jour.

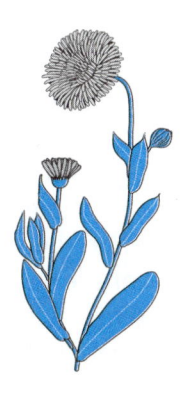

Calendula

FESSES ROUGES

Voir érythème fessier du nourrisson page 155.

FIÈVRE

Chez le nourrisson incapable de s'exprimer, la fièvre est source d'angoisse pour les parents. Ils veulent presque toujours faire baisser rapidement cette température qui les effraie, surtout si elle persiste plus de quelques heures. Or l'élévation thermique du corps est un moyen de défense naturel de l'organisme vis-à-vis des agressions virales ou bactériennes, car elle empêche la multiplication des microbes. C'est pourquoi la fièvre doit être contrôlée et non enrayée brutalement comme c'est souvent le cas.

> CONSULTEZ — CHEZ LE NOURRISSON DE MOINS DE TROIS MOIS AYANT UNE TEMPÉRATURE SUPÉRIEURE À 38 °C OU UNE DIARRHÉE ASSOCIÉE — SI L'ENFANT A DÉJÀ EU DES CONVULSIONS OU UNE MALADIE INFECTIEUSE GRAVE — SI LA FIÈVRE NE BAISSE PAS AU BOUT DE 48 HEURES.

Diagnostic

La température rectale normale varie de 36,2 à 37,8 °C, la température buccale ou axillaire est en moyenne inférieure de 0,5 °C. Toute température supérieure à la température habituelle du corps définit la fièvre. Le matin, la température est moins élevée que le soir. La température doit être prise — en dehors de tout traitement antipyrétique (contre la fièvre) — le matin avant le lever, en dehors des repas et au repos. Il ne faut pas prendre la température chez un enfant qui vient de jouer ou de s'agiter. Il ne faut jamais lui laisser prendre seul sa température et toujours tenir le thermomètre pendant la prise.

La fièvre est un symptôme dont il faut déterminer l'origine. Le contexte est fréquemment évocateur : chez l'enfant, les causes sont surtout infectieuses, ORL (rhinopharyngites, otites), ou respiratoires (toux), ou cutanées (maladies infantiles), ou digestives (gastro-entérites), ou urinaires (infections urinaires). Les origines sont le plus souvent bénignes, mais il faut savoir se méfier des véritables urgences thérapeutiques telles la méningite ou l'appendicite. C'est pourquoi, quel que soit le cas de figure ou si l'état de votre enfant vous inspire la moindre inquiétude, je vous conseille de consulter votre médecin, qui, le plus souvent, vous rassurera sur le caractère bénin de la maladie.

En dehors des pathologies graves, le seul vrai risque de la montée de la température chez le nourrisson et jusqu'à quatre ans est les convulsions. C'est pourquoi, si le traitement homéopathique — que vous jugez le plus adapté aux symptômes qu'il présente — ne fait pas baisser rapidement la température, n'hésitez pas à utiliser un médicament type acide acétylsalicylique (aspirine) ou paracétamol en attendant de consulter. Rendez-vous aussi chez votre médecin si votre bébé présente de la fièvre associée à une diarrhée.

Conduite à tenir

Ne vous affolez pas

Adressez-vous directement à votre médecin traitant
- Si l'enfant a déjà eu des convulsions ou une maladie infectieuse grave.
- Si la fièvre ne baisse pas au bout de 48 heures.
- En cas de diarrhée associée chez le nourrisson.

Ne commettez pas les erreurs suivantes
- Ne couvrez pas trop votre enfant, car vous risquez d'augmenter la fièvre.
- Ne faites pas tomber brutalement la température, cela est inutile d'autant que la fièvre est un moyen de défense naturel de l'organisme vis-à-vis des agressions virales ou bactériennes. Contrôlez sa température, évitez qu'elle ne dépasse 39 °C et ne la stoppez pas brutalement.

Agissez
- Donnez-lui très souvent à boire, d'autant plus qu'il est petit : présentez-lui souvent le biberon.
- Faites-lui prendre un bain de 2 degrés inférieurs à la température du corps.
- Donnez-lui une dose d'*Aconitum napellus* 9 CH, soit diluée dans un fond de biberon d'eau s'il s'agit d'un nourrisson, soit directement sous la langue chez l'enfant plus grand.
- N'hésitez pas à appeler le médecin.

Le traitement homéopathique

Au tout début

- *Aconitum napellus* 9 CH : une dose, si la température du corps monte brutalement, et s'accompagne d'une rougeur du visage, de frissons et d'une soif intense de grandes quantités d'eau.

Ensuite

L'enfant ne transpire pas

■ Mais a soif
- de grandes quantités d'eau :
- *Aconitum napellus* 9 CH.
- souvent de petites quantités d'eau :
- *Arsenicum album* 5 CH : votre enfant a très froid et ressent le besoin de se réchauffer près d'une source de chaleur malgré la fièvre.

Posologie (pour tous ces médicaments) : 2 granules à répéter toutes les heures à l'acmé de la fièvre. Espacez les prises quand la température commence à baisser.

■ Et n'a pas soif
- *Apis mellifica* 7 CH : en fait, la peau est sèche, rouge, entrecoupée de suées et de frissons au cours desquels l'enfant réclame à boire ; la fièvre est la plus élevée à 15 heures.
- *Gelsemium sempervirens* 5 CH si la fièvre est modérée, l'enfant abattu et pris de tremblements. L'enfant qui sait s'exprimer se plaindra de courbatures.

Posologie (pour tous ces médicaments) : 2 granules à répéter toutes les heures à l'acmé de la fièvre. Espacez les prises quand la température commence à baisser.

L'enfant transpire

■ Et a une soif
Intense

- *Arnica montana* 5 CH, en cas de fièvre avec frissons et courbatures chez un malade épuisé.
- *Belladonna* 5 CH, dans les fièvres élevées (39-40 °C), à début brutal, qui montent et descendent rapidement, chez un enfant agité, congestionné, chaud, qui commence à transpirer abondamment. Ce remède est souvent indiqué après *Aconitum napellus*.
- *Bryonia alba* 5 CH, en présence d'une fièvre qui augmente progressivement puis stagne en plateau, c'est-à-dire quand la température est aussi élevée le matin que le soir, chez un enfant qui se sent mieux après avoir transpiré.

- *Mercurius solubilis* 5 CH, si la fièvre est marquée par une transpiration nocturne, visqueuse, qui ne soulage pas l'enfant. La soif et les frissons sont intenses quand la température est à son maximum.
- *Rhus toxicodendron* 5 CH, dans les fièvres avec frissons au moindre mouvement et sueurs abondantes.
- *Stramonium* 5 CH, si la fièvre débute brutalement, reste élevée (en plateau), chez un enfant très congestionné, très chaud. L'arrivée des sueurs ne fait pas baisser la fièvre, une sensation de froid est présente surtout aux membres et des terreurs nocturnes réveillent l'enfant en sursaut.

Posologie (pour tous ces médicaments) : 2 granules à répéter toutes les heures à l'acmé de la fièvre. Espacez les prises quand la température commence à baisser.

Modérée
- *Chamomilla vulgaris* 5 CH, dans un contexte de douleurs dentaires.
- *Ferrum phosphoricum* 5 CH, fièvre peu élevée, peau moite, rougeur et pâleur du visage.

Posologie (pour tous ces médicaments) : 2 granules à répéter toutes les heures à l'acmé de la fièvre. Espacez les prises quand la température commence à baisser.

- Et n'a pas soif
- *Pulsatilla* 5 CH : sueurs nocturnes et frissons.

Posologie : 2 granules à répéter toutes les heures à l'acmé de la fièvre. Espacez les prises quand la température commence à baisser.

EN RÉSUMÉ

L'enfant ne transpire pas	Et a soif	De grandes quantités d'eau	*Aconitum napellus*
		De petites quantités d'eau	*Arsenicum album*
	Et n'a pas soif	Peau sèche avec suées et frissons	*Apis mellifica*
		Abattement, tremblements	*Gelsemium sempervirens*
L'enfant transpire	Et a une soif intense	Fièvre avec frissons et courbatures	*Arnica montana*
		Fièvre élevée, à début brutal	*Belladonna*
		Fièvre à début progressif	*Bryonia alba*
		Fièvre avec frissons et sueurs visqueuses	*Mercurius solubilis*
		Fièvre avec frissons au moindre mouvement	*Rhus toxicodendron*
		Fièvre avec terreurs nocturnes et sueurs qui ne calment pas	*Stramonium*
	Et a une soif modérée	Lors de poussées dentaires	*Chamomilla vulgaris*
		Fièvre modérée avec pâleur et rougeur du visage	*Ferrum phosphoricum*
	Et n'a pas soif	Fièvre avec frissons	*Pulsatilla*

Les autres signes d'orientation

Fièvre avec anxiété et peur de la mort chez l'enfant plus grand
- *Aconitum napellus* 15 CH : agitation et acmé de la fièvre vers minuit.
- *Arsenicum album* 15 CH : alternance d'agitation et d'abattement et aggravation, de 1 heure à 3 heures du matin.

Posologie : 2 granules à répéter toutes les heures à l'acmé de la fièvre. Espacez les prises quand la température commence à baisser.

Fièvre et douleurs dentaires
- *Chamomilla vulgaris* 15 CH : une joue rouge et chaude du côté de la poussée, agitation, colites et diarrhées douloureuses.
- *Ferrum phosphoricum* 5 CH, en cas d'otite associée.

Posologie : 2 granules à répéter toutes les heures à l'acmé de la fièvre. Espacez les prises quand la température commence à baisser.

Voir aussi le chapitre sur les poussées dentaires page 202.

Fièvre et diarrhées
- *Arsenicum album* 5 CH, dans les diarrhées survenant dans un contexte d'intoxication alimentaire. Les selles sont irritantes et nauséabondes ; l'enfant est épuisé, ne transpire pas, et la fièvre s'accompagne d'une soif intense et répétée de petites quantités d'eau.
- *Chamomilla vulgaris* 5 CH, dans les diarrhées de selles jaune verdâtre, d'odeur fétide, survenant lors de poussées dentaires.
- *Mercurius solubilis* 5 CH, dans les diarrhées faites de selles verdâtres, avec des envies urgentes d'aller à la selle et la sensation de ne jamais avoir fini ; une fièvre élevée accompagnée d'une soif intense et de sueurs visqueuses qui ne soulagent pas l'enfant.

Posologie (pour tous ces médicaments) : 2 granules 5 fois par jour pendant 2 jours, puis 3 fois par jour pendant 6 jours.

Voir aussi les chapitres sur les diarrhées aiguës pages 123 et 128 et sur les gastro-entérites aiguës page 166.

Fièvre et rhinopharyngites
- *Mercurius solubilis* 5 CH, si l'écoulement nasal est irritant, la toux sèche la nuit et grasse le jour, la fièvre élevée, la soif intense et si les transpirations visqueuses ne soulagent pas l'enfant.
- *Nux vomica* 5 CH, si les éternuements sont irrépressibles au réveil, le nez sec et bouché la nuit et que la fièvre survient dans un contexte grippal chez un enfant frissonnant et ayant soif lors des poussées thermiques.

- *Pulsatilla* 5 CH : l'écoulement nasal est doux, toux sèche la nuit et grasse le jour, la fièvre modérée sans soif, mais avec frissons et sueurs.
Posologie (pour tous ces médicaments) : 2 granules 5 fois par jour pendant 2 jours, puis 3 fois par jour pendant 6 jours.

Voir aussi le chapitre sur les rhinopharyngites du nourrisson page 211 et de l'enfant page 213.

Fièvre et angines

Avec douleurs des amygdales :
- allant de droite à gauche : *Lycopodium clavatum* 5 CH ;
- allant de gauche à droite : *Lachesis mutus* 5 CH ;
- alternant de côté : *Lac caninum* 5 CH ;
- irradiant aux oreilles : *Mercurius solubilis* 5 CH, *Phytolacca* 5 CH.

Posologie (pour tous ces médicaments) : 2 granules 5 fois par jour pendant 2 jours, puis 3 fois par jour pendant 6 jours.

Voir aussi le chapitre sur les angines page 66.

Fièvre et grippe

- *Arnica montana* 5 CH (voir plus haut pour la description de ce médicament).
- *Eupatorium perfoliatum* 5 CH : fièvre avec soif intense et douleurs des globes oculaires.
- *Gelsemium sempervirens* 5 CH : fièvre sans soif, avec grande faiblesse, et tremblements très importants.
- *Nux vomica* 5 CH : fièvre survenant à la suite d'un rhume, avec soif importante à l'acmé de la fièvre, frissons, et courbatures aggravées la nuit.
- *Rhus toxicodendron* 5 CH : fièvre survenant par temps humide, avec frissons et sueurs du corps, soif intense et besoin constant de changer de position pour soulager ses courbatures.

Posologie (pour tous ces médicaments) : 2 granules 5 fois par jour pendant 2 jours, puis 3 fois par jour pendant 6 jours.

Voir aussi le chapitre sur la grippe page 171.

Fièvre et gastro-entérite

- *Arsenicum album* 5 CH (voir plus haut pour la description de ce médicament).
- *Nux vomica* 5 CH : dans les diarrhées formées de petites selles, survenant dans un contexte grippal et s'accompagnant d'une fièvre avec soif quand la température est maximale.

- *Mercurius solubilis* 5 CH (voir plus haut pour la description de ce médicament).

Posologie (pour tous ces médicaments) : 2 granules 5 fois par jour pendant 2 jours, puis 3 fois par jour pendant 6 jours.

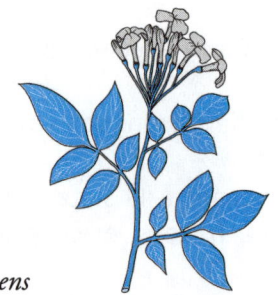

Voir aussi le chapitre des gastro-entérites
de l'enfant page 166.

Fièvre et maladies infantiles

- rougeole : *Belladonna* 5 CH (voir plus haut pour la description de ce médicament).
- varicelle : *Rhus toxicodendron* 5 CH (voir plus haut pour la description de ce médicament).
- scarlatine et oreillons : *Apis mellifica* 5 CH (voir plus haut pour la description de ce médicament).

Posologie (pour tous ces médicaments) : 2 granules 5 fois par jour pendant 2 jours, puis 3 fois par jour pendant 6 jours.

Gelsemium sempervirens

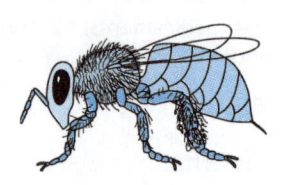

Apis mellifica

FRACTURE

En cas de fracture, votre enfant devra se faire opérer ou poser un plâtre. L'homéopathie intervient secondairement pour aider à la consolidation de la fracture et calmer les éventuelles douleurs.

CONSULTEZ SI LA CONSOLIDATION DE LA FRACTURE EST LENTE.

En cas de fracture, pour aider à la consolidation, vous pouvez donner à votre enfant la préparation suivante :
Symphytum 4 CH
Calcarea phosphorica 7 CH } ââ [1]
Ajoutez :
- *Silicea* 7 CH, si la consolidation de la fracture se fait avec retard.

Posologie (pour tous ces médicaments) : 2 granules 3 fois par jour pendant la durée de l'immobilisation et les 3 mois qui suivent.

Prenez aussi ce traitement si la fracture reste douloureuse.
Pour aider à consolider les os, vous pourrez aussi donner *Rexorubia*® : une demi-cuillerée à café 2 ou 3 fois par jour, en fonction de l'âge.

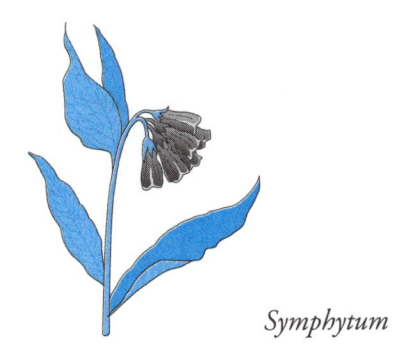

Symphytum

---

[1]. Préparation à parties égales effectuée par le pharmacien.

GASTRO-ENTÉRITE

La gastro-entérite se manifeste par la survenue brutale d'une diarrhée, de vomissements, de fièvre et de douleurs abdominales.

> CONSULTEZ — IMMÉDIATEMENT SI VOTRE ENFANT A MOINS DE TROIS MOIS.
> — SI LA DIARRHÉE PERSISTE DEPUIS 24 HEURES CHEZ UN NOURRISSON DE PLUS DE TROIS MOIS.

Comment la reconnaître ?

Les gastro-entérites se manifestent par l'émission fréquente de selles liquides (plus de trois par jour), souvent associées à des vomissements. Les selles, trop liquides, sont plus ou moins volumineuses et nauséabondes, et de couleur variable. C'est quand votre enfant fiévreux ne peut se nourrir ni retenir les aliments ingérés que le risque de déshydratation est grand.

Vous devez donc consulter votre médecin d'autant plus rapidement :
– que l'enfant est petit ;
– si vous notez la présence de glaires, de sang ou de pus dans les selles, ce qui traduit souvent une origine bactérienne ;
– en cas de fièvre associée, chez le nourrisson (voir page 158) ;
– si le comportement de votre enfant vous paraît anormal.

80 % des gastro-entérites sont d'origine virale (rotavirus, astrovirus) : les antibiotiques ne constituent donc pas un traitement de la diarrhée ; ils ne sont indiqués que dans quelques circonstances précises.

Quels sont les risques ?

Avant tout, prévenez le risque de déshydratation. Vous l'avez compris, il est d'autant plus important que l'enfant est petit.

La prévention et le traitement de ce risque de déshydratation sont, toutes causes confondues, les éléments principaux du traitement de la diarrhée et des vomissements.

Tout nourrisson qui vomit ou qui a la diarrhée risque de se déshydrater : c'est la principale conséquence de ces symptômes dont les causes sont le plus souvent bénignes. C'est pourquoi dès qu'un enfant présente ces symptômes, pour vous un seul repère : le poids. Pour avoir ce repère, pesez-le dès le début des troubles si vous ne l'avez pas fait très récemment.

> **Quand devez-vous vous alerter ?**
>
> Si votre enfant commence à perdre du poids, consultez votre médecin. Dans cette situation, il ne faut pas être attentiste, et ce d'autant que le bébé est petit. En effet, un nourrisson qui vomit et a la diarrhée peut se déshydrater en quelques heures. Un nourrisson de moins de trois mois qui perd plus de 5 % de son poids doit être hospitalisé ! Cela peut survenir très rapidement, et ne correspond qu'à une perte de 200 grammes chez un bébé de 4 kg.
> – Si la perte de poids est inférieure à 5 % du poids initial, votre médecin traitera probablement votre enfant à domicile et lui donnera une préparation diététique (voir plus bas) qui évitera la déshydratation.
> – Si la perte de poids est supérieure, en fonction de l'âge de l'enfant, votre médecin décidera de l'hospitalisation ou non.
> – Si la perte de poids est supérieure à 10 %, votre médecin hospitalisera immédiatement votre bébé.

Un traitement indispensable

Appelez le médecin si le bébé a moins de trois mois.
Sinon pour le nourrisson :
– Ayez toujours chez vous des sels de réhydratation orale — type *Adiaril*®, *Alhydrate*®, *Fanolyte*®, *GES45*®, *Lytren*®, etc. — que vous donnerez, pendant 24 heures, à votre bébé en cas de diarrhée. Du fait de leur composition très précise, ils retiennent l'eau dans le corps de votre bébé et l'empêchent de passer dans le tube digestif. Ils suffisent en général à arrêter la diarrhée.
– Supprimez le lait et les laitages pendant 24 heures, sauf si le bébé est nourri au sein. Vous pouvez les remplacer par une soupe de carottes ou des préparations à base de soja (*Gallia soja*®).
– Donnez-lui de l'eau minérale à volonté, c'est-à-dire présentez-lui souvent le biberon.
– S'il a perdu du poids, consultez immédiatement votre médecin.

– Si votre bébé a une alimentation diversifiée, achetez des pots de carottes du commerce, car la teneur en nitrates des engrais agricoles y est contrôlée, contrairement aux carottes du commerce. Donnez-lui des carottes en quantité égale ou supérieure à ses rations de lait habituelles.
– Donnez-lui des bouillons salés, du riz sous toutes ses formes (farines y compris), du poisson maigre cuit à l'eau, des petits pots de pommes et de coings ; une banane mixée à raison d'un tiers par biberon est un excellent complément nutritif.
– Le régime ne doit durer que 24 à 48 heures au bout desquelles l'alimentation normale doit être reprise. En cas de poursuite de la diarrhée, votre médecin vous conseillera, chez le nourrisson de moins de trois mois, de remplacer le lait habituel par du lait de soja pendant au moins deux semaines avant de réintroduire le lait, cela afin d'éviter une sensibilisation secondaire aux protéines de lait de vache. De trois à six mois, la reprise du lait habituel sera précédée d'une période de 8 à 10 jours de l'emploi d'un lait sans lactose — *AL110®*, *HN25®*, *Diargal®*, etc. Après six ou sept mois, vous réintroduirez directement le lait normal.

Le traitement homéopathique

Si la diarrhée prédomine, donnez :

- *Argentum nitricum* 5 CH, chez un nourrisson aux selles vertes, similaires à des épinards hachés, expulsées avec force et accompagnées de très nombreux gaz intestinaux. Les vomissements et éructations sont fréquents et difficiles.
- *Arsenicum album* 5 CH, si l'enfant ne transpire pas, a une fièvre modérée qui s'accompagne d'une soif répétée de petites quantités d'eau rapidement rejetées. Il frissonne souvent et a des phases d'agitation qui alternent avec des périodes d'abattement. Les selles sont irritantes, nauséabondes et répétées. Ces symptômes s'aggravent classiquement entre 1 heure et 3 heures du matin.
- *Mercurius solubilis* 5 CH, dans les diarrhées de selles verdâtres, fétides, irritantes, voire glaireuses, chez un petit enfant ayant une fièvre élevée, transpirant, buvant beaucoup et semblant souffrir.
- *Rheum* 5 CH, chez le nourrisson ayant d'une part des diarrhées de selles pâteuses, brun-vert, d'odeur sure se répandant à l'ensemble du corps, et d'autre part des coliques abdominales.

Si les vomissements prédominent, ajoutez :

- *Nux vomica* 5 CH, si la langue est blanche en arrière et que les vomissements semblent soulager le bébé.
- *Ipeca* 5 CH, si la langue est propre et que les vomissements ne calment pas votre enfant. Les selles sont vertes, écumeuses, visqueuses ou aqueuses, parfois sanguinolentes.
- *Phosphorus* 5 CH, chez les nourrissons fiévreux qui ont soif et faim, mais qui vomissent tout ce qu'ils absorbent. Les selles aqueuses, jaillissantes, parfois sanguinolentes, ne semblent pas faire souffrir le nourrisson. Leurs jambes et leurs pieds sont froids au toucher.

Si les douleurs abdominales prédominent

Elles se manifestent généralement par des crampes, vous les reconnaîtrez par des tortillements soudains de votre bébé. Ajoutez :

- *Cuprum metallicum* 7 CH, si les spasmes, qui surviennent et cessent brutalement, s'accompagnent de cris subits et sont calmés par l'absorption d'eau froide.
- *Colocynthis* 7 CH, quand les spasmes sont calmés lorsque le petit enfant se met en position fœtale, bien au chaud sous la couverture, ou par le massage appuyé de l'abdomen et par l'émission de gaz. Les douleurs sont aggravées par l'absorption d'eau froide.

Posologie (pour tous ces médicaments) : 2 granules 5 fois par jour pendant 2 jours, puis 3 fois par jour pendant 6 jours.

Chez le plus grand enfant, donnez, si celui-ci :
– se sent mieux plié en deux :

- *Magnesia phosphorica* 5 CH, bon complémentaire de *Colocynthis*, quand les douleurs abdominales subites, à type de spasmes ou de crampes, sont améliorées par la pression forte et la chaleur.

– se sent moins bien plié en deux :

- *Dioscorea villosa* 5 CH : les douleurs sont améliorées quand il est penché en arrière, et s'accompagnent d'une diarrhée matinale et de ballonnements.

Posologie : au moins 5 fois par jour pendant 2 jours et après chaque crampe abdominale ; espacez toujours les prises dès que la fréquence des crises douloureuses diminue.

Si, au bout de 24 heures, ces médicaments n'ont pas calmé les diarrhées et les vomissements, consultez votre médecin.

Gastro-entérite • *L'homéopathie pour l'enfant*

Un complément intéressant à ajouter au tout début

Lactéol fort 340 poudre®, composé de Lactobacillus acidophilus : 3 sachets chez le nourrisson, quel que soit l'âge, stoppe la diarrhée le premier jour ; traitement à poursuivre 2 ou 3 jours puis à arrêter. Versez le sachet progressivement dans un peu d'eau et agitez en même temps pour bien homogénéiser la solution.

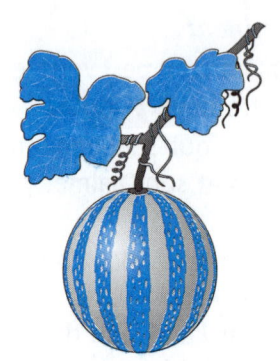

Colocynthis

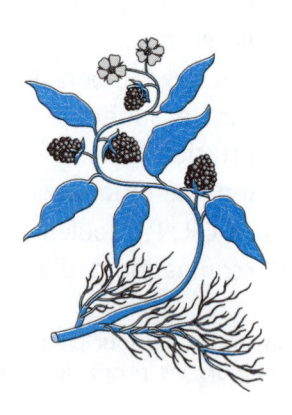

Ipeca

GRIPPE

La grippe chez l'enfant est une infection des voies respiratoires hautes. Celle-ci est due essentiellement à deux virus, le virus respiratoire syncitial qui donne des infections d'allure grippale et le virus Influenza de la « vraie grippe ». Elle est particulièrement fréquente chez l'enfant de deux à cinq ans. La vie en collectivité précoce favorise la transmission de cette affection.

> CONSULTEZ — CHEZ UN NOURRISSON DE MOINS DE TROIS MOIS OU EN CAS DE FIÈVRE ASSOCIÉE À UNE DIARRHÉE — CHEZ L'ENFANT PLUS GRAND EN CAS DE TEMPÉRATURE SUPÉRIEURE À 39 °C, DE CÉPHALÉES BRUTALES OU DE MALAISES, SI LA FIÈVRE PERSISTE AU-DELÀ DE 48 HEURES — SI L'ENFANT A DÉJÀ EU DES CONVULSIONS OU UNE MALADIE INFECTIEUSE GRAVE.

Comment la reconnaître ?

Chez l'enfant, la grippe commence par une fièvre d'apparition brutale, suivie de maux de tête, de malaises, d'une toux et d'un mal de gorge.

Chez les nourrissons et les petits enfants, la grippe peut se manifester également par une conjonctivite, une rhinite, un mal de ventre ou d'autres signes digestifs (diarrhée).

Elle dure environ une semaine chez l'enfant, mais persiste souvent au-delà chez le nourrisson, qui reste donc contagieux plus longtemps.

Quelles sont les principales complications ?

Elles sont rares chez l'enfant habituellement en bonne santé ; cependant, la grippe peut se compliquer d'une pneumonie, de convulsions fébriles ou d'otites.

Comment la prévenir ?

La vaccination antigrippale est recommandée chez les enfants qui ont des risques de complications en raison de maladies pulmonaires ou cardiaques chroniques, de diabète, ou de déficits immunitaires. Elle doit être renouvelée chaque année. L'effet protecteur est présenté comme mauvais (0-27 % de réduction de l'infection chez les enfants de trois à cinq ans) ou acceptable (57-68 % après 2 doses chez les enfants de six à dix-huit mois).

Le traitement homéopathique

Traitement préventif

Il est classiquement plus souvent utilisé chez l'adulte que chez l'enfant, d'autant que ce dernier a un traitement de terrain habituellement suffisant pour le protéger contre l'ensemble des maladies infectieuses, dont fait partie la grippe.

Si vous désirez protéger spécifiquement votre enfant contre la grippe, donnez-lui :
– pendant un mois une dose d'*Influenzinum* 9 CH par semaine,
– puis une dose par mois pendant les 3 ou 4 mois suivants.

Pour terminer, sachez que ce traitement ne peut être assimilé à une vaccination, car il ne provoque pas, comme les vaccinations classiques, l'apparition d'anticorps spécifiques de cette maladie. *Influenzinum* est un médicament homéopathique préparé à partir du vaccin antigrippal de l'année en cours. Les doses ne peuvent être conservées pour l'année suivante.

Traitement de la grippe

Au tout début

■ En cas de fièvre d'apparition brutale
■ *Aconitum napellus* 9 CH, une dose dès l'apparition des premiers symptômes.
■ *Belladonna* 5 CH, dès que la transpiration apparaît chez un enfant abattu, avec des épisodes d'agitation, rayonnant de chaleur et ayant très soif.
■ *Apis mellifica* 7 CH, si la peau reste sèche, mais entrecoupée de suées, chez un enfant qui frissonne et n'a pas soif.

■ Si la fièvre apparaît progressivement
● *Bryonia alba* 5 CH, si elle reste élevée aussi bien le matin que le soir et s'accompagne de sueurs. L'enfant réclame à boire de grandes quantités d'eau espacées par de longs intervalles.
● *Gelsemium sempervirens* 5 CH, chez un enfant tremblotant, abattu, courbatu, congestif et somnolent, qui n'a pas soif.

Ensuite

■ Si le rhume prédomine
● *Nux vomica* 5 CH, la grippe suit ou accompagne une rhinopharyngite avec un écoulement nasal diurne, un nez bouché la nuit et des éternuements au réveil. La soif est importante surtout à l'acmé de la fièvre, les courbatures sont augmentées la nuit, l'enfant se met à frissonner dès qu'il se découvre.
● *Bryonia alba* 5 CH, à la fièvre précédemment décrite s'associe une toux très douloureuse aggravée par la moindre respiration. Le malade se retient de tousser du fait de l'intensité de la douleur. Il évite aussi de bouger, car le moindre mouvement aggrave ses courbatures. Indiqué dans les grippes survenant par temps humide.

■ Si le mal de gorge prédomine
● *Phytolacca* 5 CH, dans les grippes survenant par temps humide et froid accompagnées de courbatures pénibles aggravées dès que l'enfant remue. Les douleurs pharyngées vives irradiant aux oreilles et au cou permettent de le distinguer de *Bryonia alba* dans cette indication.
● *Apis mellifica* 7 CH n'est pas vraiment un médicament de grippe, car le malade ne présente pas de courbatures, mais il peut être indiqué en supplément si à la fièvre déjà décrite s'associe un mal de gorge avec un œdème de la luette.

■ Si l'abattement prédomine
● *Gelsemium sempervirens* 5 CH est le médicament le plus indiqué dans la grippe. La fièvre déjà décrite survient chez un enfant qui éprouve une grande faiblesse physique et nerveuse, une somnolence, des courbatures et des céphalées intenses qui l'abrutissent. Le médicament est d'autant plus indiqué que la grippe survient par temps chaud et humide ou lors d'un redoux. Donné après la maladie, il aide l'enfant à récupérer.

■ Si les courbatures prédominent
● *Gelsemium sempervirens* 5 CH, déjà décrit.
● *Eupatorium perfoliatum* 5 CH, quand la grippe s'annonce par une fièvre et une grande soif d'eau froide. L'enfant se plaint de douleurs osseuses et

musculaires accrues au moindre mouvement, et surtout un endolorissement des globes oculaires aggravé à la pression des yeux. La grippe peut se compliquer d'une toux sèche et douloureuse, et d'un rhume.

- *Rhus toxicodendron* 5 CH, si les courbatures très douloureuses sont soulagées quand l'enfant remue. Le malade a une soif importante d'eau froide, des frissons au moindre mouvement et des sueurs abondantes. La langue est blanche et la pointe rouge. L'affection s'accompagne parfois d'une toux sèche douloureuse, et d'un herpès péribuccal (bouton de fièvre).

- *Arnica montana* 5 CH est un médicament de grippe qui se distingue par des courbatures généralisées très douloureuses avivées par le moindre mouvement, à tel point que le lit paraît trop dur à l'enfant. Celui-ci frissonne, boit beaucoup ; son visage est rouge et chaud, le nez et le reste du corps sont froids.

Posologie : chaque médicament indiqué est prescrit à raison de 2 granules toutes les 2 heures le premier jour, puis 5 fois par jour pendant 2 jours et enfin 3 fois par jour les jours suivants.

Plus simplement

Si vous avez des difficultés à trouver les bons remèdes, donnez à votre enfant (plus de six ans) 5 à 10 gouttes de *LS2®*, 5 à 8 fois par jour pendant la durée des symptômes.

Pour aider votre enfant à récupérer à la fin de la maladie

— Systématiquement pendant 15 jours :
- une dose de *Sulfur iodatum* 9 CH, suivie de
- *Gelsemium sempervirens* 15 CH, 2 granules au réveil et au coucher.

— Si l'enfant a eu de la diarrhée accompagnée d'une fatigue extrême :
- *China rubra* 9 CH, 2 granules au réveil et au coucher.

Voir aussi si nécessaire les chapitres concernant les fièvres page 158,
les rhinopharyngites page 211,
les trachéo-bronchites page 245
et les diarrhées page 123.

HOQUET

Le hoquet est physiologique, les premiers mois de la vie. Il survient généralement quelques minutes après la prise du biberon.

Si celui-ci persiste ou apparaît systématiquement après chaque biberon et gêne votre bébé, vous pouvez donner un traitement homéopathique d'appoint.

Comment le faire passer ?

- *Cuprum metallicum* 7 CH, quand le hoquet est amélioré par quelques gorgées supplémentaires d'eau froide.
- *Magnesia phosphorica* 7 CH, si le hoquet, douloureux, fait pleurer votre bébé.
- *Hyosciamus niger* 7 CH, si le hoquet irrépressible a tendance à survenir après les repas et persiste.
- *Teucrium marum* 7 CH, si le hoquet suit systématiquement chaque biberon.
- *Ignatia amara* 7 CH, si le hoquet apparaît pendant le biberon.

Posologie : si le hoquet est occasionnel, mettez 10 granules du médicament indiqué dans 100 ml d'eau que vous donnerez à boire à votre enfant très régulièrement. N'oubliez pas d'agiter chaque fois que vous proposerez le biberon.

HYPERKINÉSIE DE L'ENFANT

Voir le chapitre sur les enfants agités page 142.

INSOLATION

Voir le chapitre sur les coups de soleil page 117.

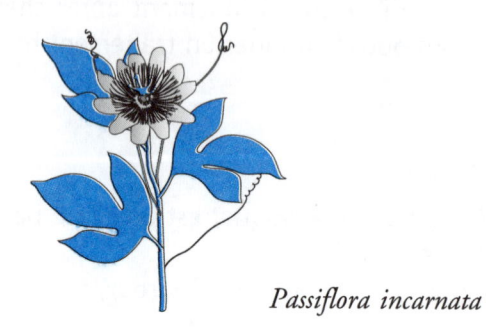

Passiflora incarnata

INSOMNIE

Voir le chapitre sur le sommeil du nourrisson page 231 et de l'enfant page 236.

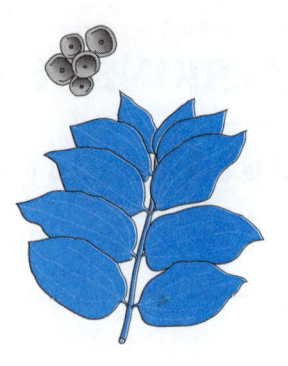

Nux vomica

INTERVENTION CHIRURGICALE

L'homéopathie est employée depuis longtemps pour prévenir et pour lutter contre les conséquences d'un acte chirurgical, et lorsqu'une anesthésie est nécessaire dans ce cadre ou lors d'un examen médical.

Avant l'intervention

Contre l'anxiété les jours précédant l'intervention

- *Gelsemium sempervirens* 9 CH, quand l'enfant manifeste son refus de se faire opérer, est tremblotant, a de la diarrhée ou des envies urgentes d'uriner. La veille de l'intervention, il a beaucoup de mal à s'endormir.
- *Argentum nitricum* 9 CH, quand la peur de l'enfant dans les jours qui précèdent se traduit par une agitation, et surtout un mal de ventre inhabituel (brûlures d'estomac) et de la diarrhée. Il a aussi des envies pressantes d'uriner, mais tremble moins.
- *Ignatia amara* 9 CH, si l'enfant se plaint d'avoir le cœur qui bat fort et vite, de serrements dans la gorge. Il pousse des soupirs bruyants, a un sommeil agité et parfois des troubles digestifs.

Posologie (pour tous ces médicaments) : 2 granules 3 à 5 fois par jour du médicament le plus indiqué, quelques jours avant l'intervention et le jour même.

Voir aussi les remèdes de trac page 193.

Pour prévenir les hémorragies

Donnez systématiquement les trois médicaments suivants :

- *Arnica montana* 9 CH aide à la résorption des ecchymoses et à la cicatrisation des plaies. Il atténue les douleurs musculaires consécutives à l'intervention et accélère la convalescence.
- *China rubra* 5 CH agit en prévention des hémorragies, notamment digestives (appendicectomie).
- *Phosphorus* 9 CH, en complément des deux médicaments précédents.

Posologie (pour tous ces médicaments) : 2 granules 3 fois par jour quelques jours avant l'intervention et le jour même.

Après l'intervention
Continuez les précédents médicaments quelques jours.

Pour lutter contre les effets néfastes de l'anesthésie
Donnez juste 1 dose de *Nux vomica* 30 CH.

Pour lutter contre la fatigue
- *China rubra* 7 CH, si votre enfant a perdu beaucoup de sang avant ou pendant l'intervention chirurgicale.

Posologie : 2 granules au réveil et au coucher pendant 1 mois.

Si le transit tarde à se rétablir normalement
Ajoutez si nécessaire :
- *Opium* 15 CH, 2 granules au réveil et au coucher pendant quelques jours.
- *Raphanus* 5 CH, en plus, si, après une intervention chirurgicale portant sur l'abdomen ou le pelvis, le ventre est gonflé et très douloureux.
- *Nux vomica* 5 CH peut être ajouté pour son rôle dans la constipation et comme désintoxiquant de l'organisme.

Posologie (sauf *Opium*) : 2 granules 5 fois par jour pendant 2 jours, puis 3 fois par jour jusqu'à la première selle.

Pour favoriser la cicatrisation et éviter les douleurs cicatricielles après incisions ou actes chirurgicaux
- *Hypericum perforatum* 5 CH, quand les douleurs persistent au point de pénétration dans la peau, par exemple, après une ponction lombaire, un cathétérisme ou une biopsie.
- *Staphysagria* 5 CH accélère la cicatrisation des incisions chirurgicales et calme localement la douleur.

Pour éviter les chéloïdes (ou cicatrices boursouflées) :
- Systématiquement : *Graphites* 7 CH.
- Si les chéloïdes se forment et sont douloureuses : *Causticum* 7 CH.

Posologie (pour tous ces médicaments) : 2 granules 2 ou 3 fois par jour pendant au moins 1 mois.

JALOUSIE

Voir le chapitre sur les opposants actifs page 73.

LARYNGITE

Les laryngites virales

La laryngite se reconnaît généralement à la présence d'une toux sèche et d'une modification de la voix.

> LORS D'UN PREMIER ÉPISODE DE LARYNGITE, APPELEZ SANS ATTENDRE VOTRE MÉDECIN. DE MÊME, SI VOTRE ENFANT SEMBLE AVOIR DES DIFFICULTÉS À RESPIRER.

Comment les reconnaître ?

Généralement, la présence d'une toux sèche oriente vers une laryngite, c'est-à-dire vers une inflammation du larynx. Le premier signe est la modification de la voix. En cas de difficultés respiratoires, surtout chez le nourrisson, appelez d'urgence le médecin.
– Les laryngites striduleuses, d'origine allergique ou virale, débutent brutalement la nuit et angoissent les parents. Elles sont en règle générale anodines, mais le médecin est toujours appelé — à juste titre — du fait de la soudaineté et du caractère spectaculaire de cette maladie.
– Les laryngites sous-glottiques, d'origine virale, surviennent après un rhume ; chez le nourrisson, la voix et la toux deviennent rauques. La toux quinteuse — comme un petit chien qui aboie — incessante, peut provoquer une gêne respiratoire, voire un malaise, une agitation, une inquiétude. Là encore, le médecin est consulté immédiatement. Chez le grand enfant ou l'adolescent, la voix est modifiée, la toux sèche, rauque, aboyante ; elle s'accompagne d'une fièvre modérée.
– Enfin l'épiglottite est l'infection de l'épiglotte, cette portion de chair, dépendant du voile du palais, qui saille dans le pharynx. Cette maladie survenant essentiellement chez le nourrisson, crée une détresse respiratoire qui nécessite l'hospitalisation immédiate. Dans ce cas, asseyez le nourris-

son, ne cherchez pas à voir sa gorge, et appelez immédiatement le SAMU, car cette affection nécessite un traitement antibiotique, voire une intubation si les difficultés respiratoires persistent.

Comment la traiter ?

> **Conseils pratiques en cas de laryngite**
>
> Si vous suspectez une laryngite :
> – Rassurez, calmez et asseyez votre enfant.
> – Amenez-le dans la salle de bains, faites couler de l'eau très chaude pour humidifier l'atmosphère (pour réaliser un bain de vapeur).
> – Mettez dans une cuvette remplie d'eau bouillante, ou dans un diffuseur, quelques gouttes d'huile essentielle d'eucalyptus.
> Si votre enfant a eu des corticoïdes lors d'une précédente laryngite, redonnez-lui le même traitement.

En attendant l'arrivée du médecin, donnez-lui :

- *Aconitum napellus* 15 CH, si après un coup de froid sec, une toux sèche rauque le réveille brutalement vers minuit, qu'il est très fiévreux (soif intense sans transpiration) et terrifié par la sensation de ne plus pouvoir respirer.
- *Badiaga* 9 CH convient aux laryngites, d'origine allergique ou infectieuse, caractérisées par une toux quinteuse qui gêne énormément la respiration. Elles sont aggravées par le froid et améliorées par la chaleur.
- *Bromum* 9 CH chez les enfants allergiques (rhinites, asthme) ayant des laryngites l'été quand les journées sont chaudes et les nuits fraîches. L'inspiration est difficile et déclenche la toux. La laryngite est d'origine allergique ou infectieuse ; dans ce dernier cas, elle fait suite à une rhinopharyngite avec enrouement et aphonie.
- *Drosera rotundifolia* 9 CH, quand la toux est sèche et quinteuse, spasmodique, survenant après minuit, et s'accompagnant d'une congestion de la face et de douleurs des muscles abdominaux.
- *Hepar sulfur* 30 CH, si la laryngite est consécutive à un coup de froid ou à un courant d'air ; donnez-lui une dose en attendant le médecin.
- *Sambucus nigra* 5 CH correspond à une laryngite typique chez un enfant qui a besoin de s'asseoir pour mieux respirer (inspiration facile, expiration difficile).

- *Spongia tosta* 7 CH se reconnaît aisément chez un enfant angoissé qui a une toux sèche, sifflante, comme une planche qu'on scie, et qui ressent le besoin de s'asseoir pour mieux respirer.

Posologie (sauf pour *Hepar sulfur*) : 2 granules après chaque quinte de toux, jusqu'à l'arrivée du médecin.

Laryngite des petits chanteurs

Elle est due à une utilisation excessive de la voix.

> ELLE N'A PAS LE CARACTÈRE DE GRAVITÉ NI D'URGENCE DES LARYNGITES VIRALES. ELLE N'EST PAS IMPRESSIONNANTE NON PLUS.

Comment la reconnaître ?

Elle est due à une utilisation excessive de la voix. Elle survient chez les enfants qui ont beaucoup crié, à l'occasion d'une fête par exemple ou chez les petits chanteurs en herbe. Elle ne s'accompagne pas de fièvre.

Comment la traiter ?

- *Argentum metallicum* 5 CH, quand il y a modification de la voix avec apparition d'une toux sèche aggravée en chantant ou en parlant.
- *Argentum nitricum* 5 CH, mêmes indications, mais la laryngite est douloureuse, l'enfant a la sensation d'avoir une écharde enfoncée dans la gorge.
- *Arnica montana* 5 CH, chez les enfants qui ont anormalement et exceptionnellement forcé leur voix.
- *Arum triphyllum* 5 CH, quand l'enrouement est douloureux et surtout que la voix change de ton.
- *Phytolacca* 5 CH, en cas d'enrouement avec douleurs des amygdales.

Posologie (pour tous ces médicaments) : 2 granules 5 fois par jour pendant 2 jours, puis 3 fois par jour pendant 6 jours.

Plus simplement

Quelques pâtes à sucer — 4 à 6 par jour — pour calmer l'irritation chez les enfants de plus de six ans : *Pâtes Suisse®* ou *Pâtes Sambucus®*.

Voxpax®, 4 comprimés par jour chez l'enfant de plus de six ans.

MAL DE VENTRE

Voir les chapitres sur les douleurs abdominales page 131 et la colite du nourrisson page 100.

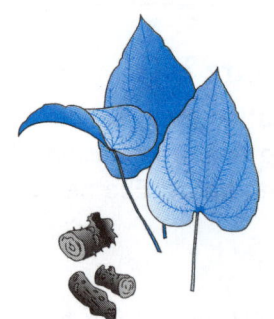

Dioscorea villosa

MAL DES TRANSPORTS

Le mal des transports concerne surtout les enfants et cause bien des désagréments aux parents, notamment lors des longs voyages en voiture. Le mal des transports est provoqué par les accélérations et décélérations répétées en ligne droite ou dans les virages.

Comment le reconnaître ?

Le mal de mer, de l'air, de voiture, de train commence par une pâleur, une somnolence, des sueurs, se poursuit par des vertiges, des maux de tête, un malaise général, et se termine par des nausées et des vomissements.

Comment le prévenir ?

– Placez votre enfant aux endroits où les mouvements sont moindres : au milieu d'un bateau, au-dessus des ailes de l'avion, à l'avant dans une voiture ou dans un bus.
– Mettez-le en position couchée ou semi-couchée, la tête calée par un oreiller.
– Dites-lui de regarder au-dessus de l'horizon (au moins 45°).
– Évitez les atmosphères confinées : ouvrez la fenêtre de la voiture, amenez-le sur le pont du bateau, mais faites attention qu'il n'ait pas froid car vous risquez d'aggraver son malaise.
– Conseillez-lui de ne pas lire.
– Fractionnez ses repas et ses boissons si le trajet est long, faites-le manger avant s'il est court.

Le traitement homéopathique

Les principaux médicaments sont les suivants :
■ *Borax* 9 CH, dans le mal des transports dominé par la survenue de vertiges dès que s'amorce un mouvement de descente, à bord d'une voiture, d'un avion, ou d'un bateau sur une mer agitée. Cela se produit aussi quand l'ascenseur descend.

- *Cocculus indicus* 9 CH, chez les enfants malades en toutes circonstances qui préfèrent la chaleur, refusent l'air frais et veulent que les fenêtres restent fermées. Les nausées et/ou vomissements dominent.
- *Petroleum* 9 CH, si les nausées, les vertiges, les vomissements, sont calmés lorsque l'enfant mange et aggravés par les odeurs des pots d'échappement.
- *Staphysagria* 9 CH est indiqué dans le mal de mer lorsque les vertiges sont atténués quand l'enfant tourne en rond.
- *Tabacum* 9 CH si votre enfant, très pâle, présente surtout des sueurs froides et des malaises, et moins souvent des nausées, des vomissements et des vertiges (améliorés par l'air frais).
- *Theridion* 9 CH, si les vertiges sont aggravés en fermant les yeux.

Posologie (pour tous ces médicaments) : 2 granules la veille, 1/2 heure avant le départ, puis au moment du départ et à la demande.

- Un peu à part, le mal d'altitude : *Coca* 9 CH, chez les enfants qui ne dorment pas en altitude. Ils peuvent avoir des vertiges ou éprouver de l'anxiété, des maux de tête, des palpitations, ou avoir du mal à respirer dès qu'ils sont en altitude.

Pour vous dépanner, ayez toujours dans votre voiture

- *Cocculus complexe®*, 5 à 10 gouttes, 1 heure avant le départ et juste avant.
- *HE Citrus limon* (citron), 1 goutte sur un morceau de sucre, à mettre sous la langue avant le départ.

Dans les deux cas, vous pouvez renouveler les prises pendant le trajet.

OBÉSITÉ

Voir le chapitre sur les enfants qui mangent trop page 145.

ONGLES RONGÉS

C'est une mauvaise habitude qu'il n'y a lieu de traiter que pour l'angoisse qu'elle traduit, et le préjudice esthétique qu'elle peut entraîner. Ce tic particulier doit être réprimé modérément, car il soulage les tensions de l'enfant ; il doit être compris dans ce sens, une attitude rigide risque, au contraire, d'aggraver ces contraintes. Il n'y a pas de thérapeutique homéopathique spécifique, mais un traitement de terrain est nécessaire si les troubles du comportement associés sont importants.

OPPOSITION DES ENFANTS

Voir le chapitre sur les opposants page 72.

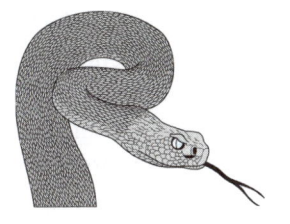

Lachesis mutus

OREILLONS

C'est une maladie infantile bénigne qui concerne surtout l'enfant à partir de huit ans. Elle survient par épidémies hivernales et printanières. La contamination se fait probablement par la salive. La maladie est contagieuse 8 jours avant les premiers signes et 4 jours après le début de la parotidite (inflammation de la parotide). L'incubation est de 21 jours.

Comment les reconnaître ?

La maladie commence par de la fièvre, un mal d'oreille, une gêne à la mastication, et se poursuit rapidement par l'apparition d'une parotidite unilatérale puis bilatérale. La région parotidienne située devant le conduit auditif externe est douloureuse et tuméfiée.

Quelles sont les principales complications ?

Les complications habituelles sont devenues exceptionnelles et concernent surtout l'adulte.

Le traitement homéopathique

Tout d'abord le repos au lit.

De la douleur et de l'inflammation de la parotide

- *Mercurius solubilis* 5 CH est le médicament des parotidites et des oreillons en particulier, dont il calme les douleurs. La fièvre s'accompagne d'une transpiration nocturne abondante et d'une soif intense, d'une langue blanche, molle, qui garde l'empreinte des dents.
- *Pulsatilla* 5 CH est fébrifuge et préventif de l'orchite (ou inflammation du testicule), complication essentielle des oreillons chez le grand garçon. Les parotides sont peu douloureuses et inégalement augmentées de volume ; la fièvre est plus élevée le matin que le soir, l'enfant a des sueurs et des frissons, mais n'a pas soif.

Posologie : 2 granules 5 fois par jour pendant 2 jours, puis 3 fois par jour ensuite.

■ **Localement**
Pour soulager les douleurs, appliquez sur les parotides de l'*Escargil*® 2 fois par jour.

En cas de fièvre
L'intérêt de ces médicaments est double : ils permettent de diminuer la température du corps et d'agir sur l'évolution des oreillons.

■ Si l'enfant n'a pas soif
- *Pulsatilla* 5 CH.
- *Apis mellifica* 5 CH a les mêmes indications que *Pulsatilla*, mais prévient la complication féminine des oreillons, l'ovarite (inflammation des ovaires). La peau est sèche, rouge, entrecoupée de suées en cas de fièvre.

■ Si l'enfant a soif
- *Mercurius solubilis* 5 CH.
- *Belladonna* 5 CH est plus un médicament de fièvre que d'oreillons. Il est indiqué en cas d'élévation brutale de la température, de sueurs et d'une soif importante. Associé à *Mercurius solubilis*, il agit sur les phénomènes douloureux.

Posologie (pour tous ces médicaments) : 2 granules 5 fois par jour pendant 2 jours, puis 3 fois par jour ensuite.

Voir aussi le chapitre sur les fièvres de l'enfant page 158.

Pour prévenir les complications
- L'orchite : *Pulsatilla* 5 CH.
- L'ovarite : *Apis mellifica* 5 CH.

Posologie : 2 granules 3 fois par jour.

Pour récupérer à la fin de la maladie
- 1 dose de *Sulfur* 9 CH.

ORGELET OU « COMPÈRE-LORIOT »

Comment le reconnaître ?
C'est un furoncle d'un cil de la paupière, associé ou non à une inflammation du bord de la paupière (blépharite).

Le traitement homéopathique
Faites tout pour empêcher votre enfant d'y toucher.

Au tout début
Comme dans les chalazions :
- *Apis mellifica* 5 CH, quand l'œdème de la paupière prédomine.
- *Aconitum napellus* 5 CH, si l'orgelet survient par temps froid et sec.
- *Belladonna* 5 CH, si l'œil et la paupière sont rouges et les douleurs de l'orgelet battantes.

Posologie : 2 granules 5 fois par jour pendant 2 jours.

Ensuite ou en même temps, si le furoncle commence à mûrir
- *Hepar sulfur* 5 CH, pour faire mûrir le furoncle et hâter son évacuation.
- *Myristica sebifera* 5 CH, à associer à *Hepar sulfur*, il en a les mêmes indications et favorise la cicatrisation.
- *Mercurius solubilis* 5 CH, en cas d'orgelet suppurant et douloureux et de gêne éprouvée par l'enfant à la lumière.

Posologie : 2 granules 5 fois par jour pendant 3 jours, puis arrêtez *Hepar sulfur*, et continuez *Myristica sebifera* et *Mercurius solubilis* à raison de 2 granules 3 fois par jour pendant 6 jours.

Dans les orgelets à répétition
Consultez un médecin homéopathe pour obtenir un traitement de terrain.

OTITE

L'otite est une affection extrêmement fréquente surtout chez le petit enfant : en effet deux tiers des enfants de moins de trois ans font au moins une otite, et un tiers plus de trois. Douleur d'oreille n'est pas synonyme d'otite ; c'est pourquoi si le traitement n'agit pas rapidement, vous devez consulter un médecin.

> CONSULTEZ — EN L'ABSENCE D'AMÉLIORATION NETTE DANS LES 24 HEURES.
> — EN PRÉSENCE D'ÉCOULEMENT PURULENT DE L'OREILLE, DE DIARRHÉE PERSISTANTE CHEZ UN NOURRISSON (RISQUE DE DÉSHYDRATATION), DE FIÈVRE PROLONGÉE.

Comment la reconnaître ?

La douleur d'oreille est évidente chez le petit enfant capable de s'exprimer. En revanche, elle est beaucoup plus difficile à identifier chez le nourrisson. C'est pourquoi, vous devez suspecter une otite devant de nombreux signes : rhinopharyngite, fièvre isolée, diarrhée, vomissements, troubles de l'alimentation, insomnie, modification de l'humeur. Mais souvent, l'otite survient après ou au décours d'une rhinopharyngite, d'où l'intérêt de nettoyer le nez avec du sérum physiologique.

La survenue d'otites est favorisée par : la vie en collectivité (crèche), les facteurs climatiques (l'hiver), le tabagisme des parents, une carence en fer du nourrisson. L'allaitement maternel joue un rôle protecteur.

Une douleur de l'oreille est parfois la conséquence d'un furoncle, d'un eczéma du conduit auditif externe, d'un corps étranger (perle, haricot) mis dans l'oreille, d'un traumatisme sonore.

L'otite moyenne aiguë est due à une obstruction de la trompe d'Eustache (conduit qui relie l'oreille au *cavum*). Celle-ci se produit souvent au décours d'une rhinopharyngite. L'otite moyenne aiguë est la première infection bactérienne de l'enfant et la première cause de prescription d'antibiotiques dans les pays occidentaux[1].

Les gouttes auriculaires antibiotiques ou antiseptiques sont inutiles et d'aucune efficacité[2].

Quels sont les risques ?

À court terme, exceptionnellement, les otites peuvent donner des inflammations aiguës de l'apophyse mastoïde[3] (mastoïdites aiguës), des méningites, des labyrinthites (inflammation de cavités sinueuses de l'oreille interne), une paralysie faciale, une surdité brusque, etc.

Les principales complications à plus ou moins long terme sont :
– l'otite séro-muqueuse (épanchement d'un liquide, en principe non purulent, dans l'oreille moyenne) ;
– l'otite chronique ou récidivante ;
– la perforation du tympan.

Comment la soigner ?

Arrêtez les médicaments homéopathiques suivants : *Drosera rotundifolia, Sulfur, Sulfur iodatum, Hepar sulfur*. Ils doivent être manipulés avec précaution car ils risquent d'aggraver l'otite.

Chez le nourrisson de moins de trois mois

La paracentèse est pratiquée quasi systématiquement.

Chez l'enfant plus grand

Donnez, dès que vous suspectez une otite :
- *Capsicum* 5 CH et *Pyrogenium* 5 CH, associés à :
- *Belladonna* 5 CH, en cas de fièvre élevée et de face rouge.
- *Ferrum phosphoricum* 5 CH, en cas de fièvre modérée et de face pâle.

---

1. « Les infections ORL ». Conférence de consensus en médecine et maladies infectieuses, *Le Concours médical*, 11 janvier 1997, n° 1, p. 17-22.
2. *Ibid.*, p. 17-22.
3. Partie de l'os temporal creusée de cavités remplies d'air et située en arrière et en dessous du conduit auditif externe de l'oreille.

En cas de poussée dentaire et de diarrhée concomitantes, on ajoute :
Chamomilla vulgaris 5 CH.
Posologie (pour tous ces remèdes) : 2 granules toutes les heures le premier jour, puis 5 fois par jour les 2 jours suivants, et ensuite 3 fois par jour pendant 3 jours.

En l'absence d'amélioration rapide ou de persistance des signes, amenez votre enfant en consultation médicale.

Traitez la rhinopharyngite

Traitez la rhinopharyngite habituellement associée (page 211), et surtout débouchez le nez de votre enfant, en faisant des instillations nasales de sérum physiologique conditionné en flacon unidose.

Chez le nourrisson de plus d'un an, pour soulager les douleurs, faites fabriquer par le pharmacien la préparation suivante :
Huile essentielle de *Melaleuca quinquinervia* (niaouli) 15 mg
Huile essentielle de *Lavendula vera* (lavande vraie) 25 mg   ââ [4]
Huile essentielle d'*Eugenia cariophyllus* (girofle) 15 mg
Excipient Witepsol, dans un suppositoire nourrisson.
Donnez 1 suppositoire matin et soir pendant 3 jours au maximum.

Un autre petit conseil : pour les avoir à votre disposition rapidement, faites préparer à l'avance ces suppositoires par votre pharmacien et conservez-les dans votre réfrigérateur.

OXYURES

Voir le chapitre sur les douleurs abdominales page 131.

PEURS

Voir les chapitres sur les phobies page 192, l'angoisse page 70 et la peur du noir page 234.

---

[4]. Préparation à parties égales effectuée par le pharmacien.

PHOBIE

La phobie est une peur irrationnelle se manifestant lors d'une situation précise ou en présence d'un objet. Les phobies les plus courantes chez l'enfant sont la peur du noir, l'angoisse de la séparation d'avec la mère et les phobies scolaires.

> CONSULTEZ VOTRE MÉDECIN SI LES PEURS PERSISTENT.

Phobie d'objet

Elles suivent souvent des manifestations d'angoisse pendant le sommeil. Elles varient en fonction de l'âge. Vers deux ans, l'enfant a surtout peur du noir, à trois ou quatre ans des gros animaux et à quatre ou cinq ans des petits animaux. En général, ces troubles sont peu marqués ; dans le cas contraire ou s'ils persistent, un traitement de terrain homéopathique peut être utile.

La peur du noir

Voir le chapitre sur les insomnies du nourrisson page 231.

Les autres phobies

La phobie des animaux ne nécessite pas de traitement ni de traitement homéopathique de terrain. Cependant, il a été constaté que :
– La peur des gros animaux est plus fréquente chez les enfants nécessitant *Calcarea carbonica* ou *Tuberculinum* (peur des chiens surtout).
– La phobie des microbes ou des « petites bêtes » se rencontre surtout chez les bambins auxquels *Luesinum* est utile.

Posologie (pour tous ces médicaments) : en 9 CH, 2 granules au coucher. Ces médicaments ne seront efficaces que s'ils correspondent au traitement de terrain de votre enfant.

Phobie de situations

L'angoisse de séparation

En dehors du moment du coucher, elle survient toujours dans le même contexte, c'est-à-dire à l'occasion d'une séparation d'avec la mère. Cela peut aller de la séparation classique lorsque l'enfant est laissé à l'école, à celle plus astreignante de l'enfant qui pleure dès que sa mère quitte la pièce où il se trouve, ou encore dès qu'un étranger s'approche. Elle commence vers huit mois et se poursuit jusqu'à deux ans, voire plus. Le comportement de la famille — surprotection et/ou punition et/ou désintérêt et/ou anxiété des parents — peut entretenir cette phobie. La réponse du père et de la mère aux réactions de l'enfant est individuelle et doit être discutée avec le médecin.

Voir le chapitre sur l'anxiété de séparation page 233 et le paragraphe ci-dessous sur la phobie scolaire.

Phobie scolaire

Diagnostic

Les phobies scolaires, la peur d'aller à l'école ou le refus peuvent survenir pour des raisons diverses qu'il faut rechercher : angoisse de séparation, crainte du professeur ou crainte de mal faire, exigences parentales excessives, changement d'établissement, difficultés de l'enfant à s'exprimer, peur ou moquerie d'autre(s) enfant(s). Ces phoblies surviennent souvent à l'école maternelle, mais peuvent se produire chez l'enfant entre sept et treize ans. Elles se manifestent aussi parfois par des maux de ventre ou de tête, des nausées. Si elles persistent, la nécessité d'un soutien psychothérapique doit être envisagée.

Le traitement homéopathique

On retrouve dans les phases aiguës les médicaments classiques de trac :
- *Ignatia amara* 9 CH, si l'angoisse d'un enfant nerveux, très émotif, se révèle par des difficultés à avaler son petit déjeuner (boule dans la

gorge), par des douleurs abdominales ou des nausées améliorées en mangeant, par des rires et des larmes.

- *Argentum nitricum* 9 CH, quand l'enfant ne cesse pas de demander s'il ira à l'école le lendemain, alors que c'est le premier jour des vacances scolaires. Juste avant de partir à l'école, il réclame d'aller aux toilettes car il peut être pris d'une diarrhée émotive. Arrivé à l'école, il essaie de se sauver.
- *Gelsemium sempervirens* 9 CH convient à l'enfant qui pleure, tremble. Ses parents sont obligés de le traîner car, à l'entrée de l'école, il reste bloqué sur place, figé par la peur. Avant un contrôle, l'enfant n'arrive plus à travailler, a tendance à tout oublier ; il semble paralysé par la peur et n'arrive pas à dormir la veille de l'épreuve.

Posologie (pour tous ces médicaments) : 2 granules, au réveil et au coucher.

Voir aussi les chapitres sur l'anxiété de séparation page 233 et sur les opposants passifs page 72 et actifs page 73 ; les céphalées d'attention page 94 survenant au cours du travail scolaire ou lors d'effort de concentration ; et éventuellement les diarrhées de stress page 130 et les douleurs abdominales consécutives au trac page 134.

PIPI AU LIT

Voir le chapitre sur l'énurésie page 152.

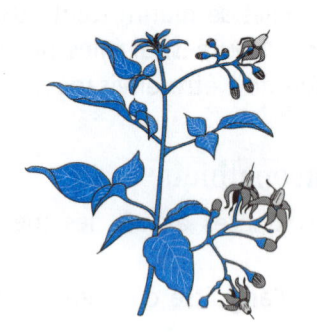

Dulcamara

PIQÛRE OU MORSURE D'ANIMAUX

> CONSULTEZ IMMÉDIATEMENT — EN CAS DE PIQÛRES D'HYMÉNOPTÈRES (GUÊPES, ABEILLES, FRELONS) — SI VOTRE ENFANT EST ALLERGIQUE — EN CAS DE MORSURE DE CHIEN, DE SERPENT.

Quels sont les risques ?

La piqûre d'hyménoptère (guêpe, abeille, frelon) est le plus souvent bénigne chez l'enfant non allergique, qui ressentira au point de piqûre, une douleur vive, une rougeur et un œdème.

En revanche, chez les enfants allergiques, les piqûres — de guêpes surtout — sont à l'origine de réaction pouvant aller de l'urticaire simple au choc anaphylactique qui nécessite des secours d'extrême urgence.

Si votre enfant est allergique, ayez toujours des kits d'adrénaline prêts à l'emploi (*Anakit*® ou *Anahelp*®) qui permettent d'attendre plus sereinement le SAMU.

Attention !

Votre enfant fait une allergie si, après une piqûre d'hyménoptère, il ressent :
– des démangeaisons : des mains, des pieds, des lèvres, du nez, de l'ensemble du corps ;
– une gêne respiratoire, une toux ;
– des douleurs abdominales, une diarrhée, des vomissements ;
– un malaise.

En cas de morsure de tiques, le risque à moyen terme est la maladie de Lyme, qui se manifeste surtout par des inflammations des grosses articulations, mais aussi par de la fièvre et des troubles cardiaques et neurologiques.

En cas de morsure de chien, en dehors des séquelles esthétiques surtout chez l'enfant, la contamination par le virus de la rage est encore d'actualité.

Comment les traiter ?

Donnez systématiquement 1 dose d'*Arnica montana* 15 CH.

En cas de piqûres d'insectes (guêpes, abeilles, frelons, fourmis rouges, araignées)

– Extirpez le dard si celui-ci est resté planté dans la peau.
– Appliquez un glaçon à l'endroit de la piqûre pour calmer la douleur.
– Donnez l'un des médicaments suivants :
- *Apis mellifica* 5 CH, quand la douleur, piquante et brûlante, est calmée par les applications froides. Un œdème rosé et translucide apparaît rapidement.
- *Ledum palustre* 5 CH, en l'absence d'œdème.
- *Tarentula cubensis* 5 CH, si, au point de la piqûre, la peau devient bleuâtre et dure, comme cartonnée.

Si votre enfant ressent la douleur remonter le long du membre, il fait un début de lymphangite. Ajoutez *Pyrogenium* 7 CH et consultez votre médecin.

Posologie (pour tous ces médicaments) : 2 granules toutes les heures le premier jour, puis 5 fois par jour les 2 jours suivants. N'hésitez pas à en prendre plus fréquemment les premières heures.

– Appliquez localement 3 fois par jour 3 gouttes de teinture-mère de *Ledum palustre*.
– Si votre enfant est allergique, consultez immédiatement.

En cas de morsures de tiques

Tuez la tique avec un coton imbibé d'alcool ou d'éther, puis extirpez-la avec une pince. Un traitement antibiotique à ce moment est encore discuté ; par contre, il s'impose si, apparaît, entre 3 et 30 jours, à l'endroit de la morsure, un placard inflammatoire.

Vous pouvez employer le traitement prescrit dans la rubrique précédente, auquel vous ajoutez *Belladonna* 5 CH en présence d'un placard inflammatoire.

En cas de morsures de chien, même superficielles
– Lavez la plaie avec du savon de Marseille, puis rincez abondamment.
– Désinfectez avec de la teinture-mère d'*Ecchinacea*.
– Appliquez un pansement compressif.

En fonction de la gravité, amenez votre enfant chez le médecin ou à l'hôpital et apportez son carnet de santé (vérification de la vaccination antitétanique).

En cas de piqûres d'animaux marins (méduses, anémones de mer, coraux)
Elles provoquent généralement des petites éruptions disposées sous forme d'une ou de plusieurs lignes discontinues. Ces éruptions gonflent légèrement et rougissent rapidement, puis deviennent très douloureuses et démangent intensément. Parfois, elles se transforment en petites vésicules (cloques) qui peuvent suppurer.
– Lavez la peau à l'eau de mer, et non à l'eau douce car vous risquez de faire éclater les nématocystes des méduses, cellules qui contiennent le venin.
– Humidifiez les lésions avec du vinaigre pendant 30 minutes.
– Saupoudrez de farine pour faire un cataplasme.
– Retirez ensuite le tout avec un couteau et rincez à nouveau avec du vinaigre.
– Donnez systématiquement *Histaminum* 7 CH, et ajoutez :
- *Apis mellifica* 5 CH, si le froid soulage votre enfant.
- *Urtica urens* 5 CH, si le froid l'aggrave.

Posologie (pour tous ces médicaments) : 2 granules toutes les heures le premier jour, puis 5 fois par jour les 2 jours suivants.

– Si votre enfant est allergique, consultez immédiatement.

En cas de morsures de serpent
Les serpents venimeux parmi les plus fréquents en France sont la vipère aspic et la vipère péliade. Leurs morsures ne sont pas forcément suivies d'envenimation responsable de symptômes. Cependant, dans tous les cas, un avis médical s'impose.

Ce qu'il ne faut pas faire
– Inciser la plaie (risque de surinfection).
– Sucer la plaie : c'est inutile pour le patient et parfois dangereux pour le sauveteur.

Piqûre ou morsure... • *L'homéopathie pour l'enfant*

– Mettre un garrot : vous risquez d'arrêter la circulation du membre.
– Injecter un antivenin en dehors du milieu hospitalier (risque d'allergie), sauf si le recours à un médecin est impossible, ou si votre enfant présente dans les dix minutes un œdème important ou des douleurs vives ou s'il devient pâle, frissonne et tremble.

Ce qu'il faut faire en attendant le secours médical
– Calmez votre enfant, maintenez-le allongé au repos complet.
– Nettoyez et désinfectez la plaie avec une solution antiseptique. N'utilisez ni alcool ni éther qui risque de faire diffuser le venin.
– Immobilisez le membre atteint et mettez un bandage autour.
– Mettez de la glace (si vous en avez sur place) enveloppée dans un linge, sur la morsure.

Donnez une dose d'*Arnica montana* 15 CH et une dose de *Pyrogenium* 7 CH, et essayez d'attendre calmement les secours.

Dans tous les cas pour prévenir la surinfection, donnez à votre enfant

Ecchinacea complexe® : 10 gouttes 3 fois par jour, chez l'enfant de plus de six ans.

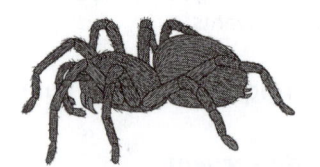

Tarentula hispana

PLAIES SUPERFICIELLES

> CONSULTEZ SI LA BLESSURE VOUS PARAÎT GRAVE OU SI L'ÉTAT DU BLESSÉ VOUS INSPIRE LA MOINDRE INQUIÉTUDE.
> VÉRIFIEZ QUE LA VACCINATION ANTITÉTANIQUE EST À JOUR.

Appréciez la gravité de la plaie

- Si vous la jugez trop importante ou si l'état de votre enfant vous inspire la moindre inquiétude, appelez un médecin.
- Si la plaie vous paraît grave, n'y touchez pas, ne la nettoyez pas, n'enlevez pas les corps étrangers. Posez des compresses stériles sur la plaie, mettez un bandage — compressif, si la plaie saigne —, et alertez les secours.
- Si la blessure a coupé une petite artère, l'expulsion de sang rouge, vermeil, abondant, se fait par saccades. Dans ce cas, vous devez comprimer l'artère avec une compresse, un linge ou un mouchoir propre en attendant l'arrivée du médecin ou pendant le transport à l'hôpital. L'hémorragie d'une plus grosse artère est bien évidemment une urgence chirurgicale.

En l'absence de traumatisme crânien, de localisation particulière (œil) et de section d'une artère, avec un peu de bon sens et d'expérience, toutes les petites plaies superficielles peuvent être traitées simplement. Méfiez-vous des petites plaies provoquées par des objets pointus et tranchants, elles peuvent être à l'origine d'une :
– section de petits filets nerveux qui entraîne une perte localisée de la sensibilité et/ou des douleurs résiduelles fulgurantes ;
– rétraction des tendons et une limitation des mouvements au niveau des petites articulations (doigts).

Comment les soigner ?

Localement

– Lavez-vous les mains avec de l'eau et du savon, et brossez-les, passez-les ensuite à l'alcool et laissez-les sécher à l'air libre.
– Nettoyez la plaie, en allant du centre à l'extérieur, en débordant sur la peau saine.
– Désinfectez la plaie avec un antiseptique local, du type *Cétavlon*®, ou avec de la teinture-mère d'*Ecchinacea* si la plaie vous paraît souillée... ça pique !
– Utilisez pour ces soins une compresse, et non du coton dont les fibres risquent de coller à la peau lésée.
– Coupez les poils à ras et enlevez les corps étrangers superficiels visibles (graviers par exemple).
– Mettez un pansement compressif [5] si la plaie saigne.
– Laissez la plaie à l'air libre dans le cas contraire.
– Appliquez localement, 3 fois par jour, des compresses légèrement humides (eau bouillie) de la préparation de teintures-mères suivante :

Calendula TM
Ecchinacea TM } ââ [6]
Myristica TM

Posologie : 20 gouttes.

> **Attention !**
>
> N'appliquez pas de teinture-mère d'*Arnica montana* qui risque de provoquer une inflammation, des démangeaisons, voire des vésicules et une nécrose des tissus blessés.

En cas de coupure

Si les douleurs sont vives, donnez :

- *Hypericum perforatum* 5 CH, quand la douleur est disproportionnée par rapport à la plaie (une petite coupure très douloureuse) et remonte le long du membre.

---

5. Il existe des pansements individuels, munis d'un coussin hémostatique en mousse plastique permettant une compression efficace.
6. Préparation à parties égales effectuée par le pharmacien.

- *Staphysagria* 5 CH, dans les coupures nettes faites par un instrument tranchant, tel un couteau.
Posologie (pour tous ces médicaments) : 2 granules 5 fois par jour pendant 2 jours.

En cas de piqûres par des objets pointus (couteau, clous)
- *Hypericum perforatum* 5 CH, en cas d'atteinte des petits filets nerveux, les douleurs, intolérables et lancinantes, remontent le long du membre.
- *Kalmia latifolia* 5 CH, dans les douleurs lancinantes accompagnées de fourmillements.
- *Ledum palustre* 5 CH, si la plaie ne saigne pas et que la douleur reste très localisée.
Posologie (pour tous ces médicaments) : 2 granules toutes les heures le premier jour, puis 5 fois par jour les 2 jours suivants.

En cas de blessures dans des parties très sensibles
Si les régions atteintes sont très riches en filets nerveux (doigts, mains, pieds par exemple), donnez ensemble les 3 médicaments suivants :
- *Hypericum perforatum* 5 CH
- *Ledum palustre* 5 CH
- *Staphysagria* 5 CH
Posologie (pour tous ces médicaments) : 2 granules toutes les heures le premier jour, puis 5 fois par jour les 2 jours suivants.

Amenez votre enfant en consultation si les douleurs persistent.

POUCE (SUCCION)

Voir le chapitre sur la succion du pouce page 238.

POUSSÉES DENTAIRES

Les poussées dentaires sont des troubles bénins qui peuvent gâcher la vie des enfants et celle des parents. Les traitements homéopathiques sont très efficaces dans cette indication.

> CONSULTEZ SI L'ENFANT SOUFFRE BEAUCOUP OU SI LA DIARRHÉE EST TRÈS IMPORTANTE.

Comment les reconnaître ?

Les dents de lait apparaissent avec les incisives centrales inférieures vers les sixième ou septième mois, et perturbent fréquemment la vie de l'enfant jusqu'aux vingtième ou trentième mois, quand les deuxièmes prémolaires sortent.

La chute des dents de lait et leur remplacement s'échelonnent de cinq ans à onze ans, les deuxièmes molaires se montrent à douze ans, les dernières grosses molaires, dites « dents de sagesse », n'apparaîtront souvent qu'après vingt ans.

L'enfant, surtout petit, est donc en permanence troublé par les poussées dentaires.

Chez le nourrisson, les poussées dentaires se manifestent *a minima* par une salivation abondante (l'enfant bave) et un besoin de porter les objets à la bouche. Le plus souvent, les poussées provoquent des troubles du sommeil, des otites, de la diarrhée, des rhinopharyngites ou des bronchites.

Le traitement homéopathique

À titre systématique : *Chamomilla vulgaris*

Les mamans qui connaissent le « truc » donnent, souvent avec succès, de façon quasi systématique *Chamomilla vulgaris* quand leur enfant a mal aux dents.

Cependant, *Chamomilla vulgaris* est d'autant plus indiqué et efficace quand ces poussées apparaissent chez le nourrisson plutôt calme qui devient — du fait de la douleur dentaire qu'il ne tolère pas — insupportable et coléreux. Les poussées s'accompagnent parfois de fièvre et de sueurs chaudes du visage.

La joue du côté de la dent qui sort est rouge et chaude, celle à l'opposé est pâle et froide. Les douleurs sont aggravées quand le biberon est chaud (cris) et améliorées quand l'enfant est porté ou bercé. La douleur augmente le soir entre 20 et 24 heures.

Chamomilla vulgaris est encore indiqué quand la poussée provoque :
– une otite moyenne aiguë ;
– et/ou une diarrhée verdâtre d'odeur fétide, d'œufs pourris, et une colite reconnue par l'agitation (il se tord comme un ver) et les cris de l'enfant ;
– et/ou une rhinopharyngite avec une toux nocturne qui ne réveille pas l'enfant.

Posologie :
– Si vous utilisez *Chamomilla vulgaris* à titre systématique sans la présence des signes suscités, vous donnerez : *Chamomilla vulgaris* 5 CH, 2 granules toutes les heures, puis vous espacerez dès que l'amélioration se produira.
– Si vous retrouvez les signes précédents, votre enfant prendra : *Chamomilla vulgaris* 15 CH, 2 granules tous les quarts d'heure, ce qui fera céder rapidement la douleur.

Vous ajouterez à Chamomilla vulgaris

■ *Coffea cruda* 7 CH, si, de plus, l'enfant a du mal à dormir, et, comme pour *Chamomilla vulgaris*, si les douleurs sont aggravées par les boissons chaudes, mais sont améliorées par l'eau froide (le trousseau de clefs des parents est souvent porté à la bouche).

■ *Ferrum phosphoricum* 5 CH, en cas d'otite associée.

■ *Mercurius solubilis* 7 CH, si l'enfant bave sur l'oreiller, a la langue blanche et de la fièvre.

■ *Rheum* 5 CH, quand la diarrhée rend l'enfant capricieux et agité, que celui-ci crie avant d'aller à la selle et que l'odeur aigre des selles persiste même après que l'enfant a été lavé.

■ *Staphysagria* 9 CH, si l'humeur devient très mauvaise.

Posologie (pour tous ces médicaments) : 2 granules 5 fois par jour pendant 2 jours, puis 3 fois par jour si nécessaire.

Vous préférerez à Chamomilla vulgaris

- *Podophyllum* 7 CH, si l'enfant est soulagé en serrant les mâchoires ou les dents, en « mordant » fortement les objets, s'il a les deux joues rouges et une diarrhée matinale, jaunâtre, fétide, indolore et expulsée en jet.
- *Kreosotum* 7 CH, si une diarrhée fétide très abondante, à l'origine d'un érythème fessier — irritant et corrosif, saignant et douloureux —, accompagne la poussée dentaire de votre enfant. Les gencives sont enflammées et peuvent saigner, l'enfant bave beaucoup.
- *Borax* 7 CH, chez un enfant agité, qui n'aime pas être bercé. Il n'a pas particulièrement de diarrhée, mais souffre des gencives (qui ne saignent pas), salive énormément, a souvent des aphtes et parfois de l'herpès.

Posologie (pour tous ces médicaments) : 2 granules 5 fois par jour pendant 2 jours, puis 3 fois par jour pendant 6 jours.

Si les poussées dentaires sont longues et pénibles

Chez les sujets bons répondeurs :
- *Calcarea carbonica* 15 CH, chez les beaux bébés bien en chair ayant bon appétit.
- *Calcarea phosphorica* 15 CH, chez les bébés longilignes, vifs et éveillés.
- *Silicea* 15 CH, chez les nourrissons maigres ayant une tête et un ventre volumineux qui contrastent avec la maigreur des membres. Ils ont peu d'appétit et déjà des taches blanches sur les ongles.
- *Tuberculinum* 15 CH, chez les nourrissons émotifs, irritables et maigres malgré un bon appétit.
- *Kreosotum* 15 CH, chez les petits enfants dont les dents se carient facilement.

Posologie : 2 granules du médicament le plus approprié, au réveil, pendant plusieurs mois.

Les soins locaux

Vous pouvez masser doucement les gencives douloureuses soit simplement avec le doigt (propre), soit avec du *gel* ou de la *solution gingivale Delabarre*®, à base d'extrait aqueux mou de pulpe de tamarin : appliquez 2 à 4 fois par jour, pendant 2 à 3 minutes.

REFLUX GASTRO-ŒSOPHAGIEN

Le reflux gastro-œsophagien est un processus habituellement physiologique surtout avant l'âge de deux mois.

> CONSULTEZ EN CAS DE VOMISSEMENTS IMPORTANTS, DE PERTE DE POIDS, OU D'AUTRES COMPLICATIONS (VOIR PLUS BAS).

Comment le reconnaître ?

Le reflux gastro-œsophagien, ce rot tant attendu des jeunes parents, consiste en une régurgitation, une remontée avec effort d'une petite quantité de lait qui s'écoule le long de la bouche, peu après la prise du biberon. Les régurgitations n'ont aucune incidence sur la prise de poids, n'empêchent pas l'enfant de grandir normalement, et cessent vers cinq ou sept mois.

Quels sont les risques ?

Le reflux gastro-œsophagien doit être traité si les régurgitations surviennent sans effort, notamment aux changements de position, qu'elles sont volumineuses, semblables à de véritables vomissements. Les régurgitations apparaissent loin ou en dehors des repas, et/ou pendant le sommeil. Elles s'accompagnent parfois chez le nourrisson de crises de pleurs, d'agitation, de cris pendant les repas et de refus de boire. Le reflux gastro-œsophagien peut retentir sur le poids de l'enfant, il doit être recherché chez les nourrissons ayant :
– des vomissements avec des petits filets de sang qui traduisent l'irritation de l'œsophage (œsophagite) lors de la remontée des aliments acides de l'estomac ;
– des rhinopharyngites ou otites à répétition ;
– des toux persistantes, rebelles, de l'asthme ;
– des symptômes plus inquiétants tels des malaises ;
– des brûlures d'estomac exprimées par l'enfant plus grand.
  Il persiste en général jusqu'à l'âge de deux à trois ans, voire plus.

Traitement postural indispensable

Quand le nourrisson est réveillé, il doit être placé sur le dos à 30-40° dans un transat à dossier rigide ou une chaise s'il est capable de se tenir assis. Évitez de laisser votre enfant trop longtemps dans un « baby-relax » car cette position crée une hyperpression abdominale liée au « tassement » du nourrisson.

Pour le faire dormir, si le reflux est sévère, c'est-à-dire si le nourrisson a fait des malaises, votre médecin décidera de l'attitude à adopter. Si le reflux est bénin, le bébé peut dormir sur le dos, comme c'est recommandé actuellement, pour prévenir l'éventualité de mort subite du nourrisson.

> **Quelques règles simples pour éviter le reflux**
>
> – Fractionnez les repas, c'est-à-dire donnez à manger à votre bébé en plusieurs fois.
> – Épaississez le lait avec du *Gumilk*® ou de la *Gelopectose*®, *Maïzena*® ou donnez des laits spéciaux (*Enfamil*®) conçus à cet usage.
> – Évitez de donner à boire à votre bébé en dehors des repas et au coucher.
> – Supprimez les jus de fruits qui sont acides et provoquent des irritations de l'œsophage quand ils remontent de l'estomac. Le chocolat aussi est un aliment délétère.
> – Ne jouez pas trop, n'agitez pas votre enfant après les repas.
> – Ne lui mettez pas des vêtements ou des couches trop serrés.

Comment traiter ?

Les régurgitations

Si elles sont nombreuses, en général supérieures à deux, après le biberon, mettez votre bébé en position verticale, contre votre épaule, et tapotez-lui le dos pour favoriser le rot. Votre bébé peut et doit dormir sur le dos.

Vous choisirez entre :
- *Æthusa* 5 CH, si le rejet de lait caillé s'accompagne de selles liquides après la tétée.
- *Sanicula* 5 CH, si le rejet de lait caillé survient aussitôt après la tétée.
- *Antimonium crudum* 7 CH, si votre enfant, glouton, saute sur le biberon et réclame encore à manger ; sa langue est toute blanche ; il a tendance à l'eczéma.

- *Argentum nitricum* 7 CH, si votre bébé agité, mais surtout impatient, boit très rapidement son biberon ; il est sujet à la diarrhée.
- *Nux vomica* 7 CH, chez le bébé à la fois impatient et gros mangeur, mais aussi râleur ; il est soulagé par les rots et/ou les régurgitations, et s'endort immédiatement après.

Posologie (pour tous ces médicaments) : 2 granules avant chaque tétée, puis espacez dès amélioration.

Le reflux gastro-œsophagien

La difficulté du traitement dans cette indication vient du fait que l'enfant ne peut exprimer les symptômes qu'il ressent. L'observation attentive de votre enfant est donc fondamentale ; elle peut vous donner les clés du remède indiqué.

- *Sulfuricum acidum* 7 CH, si les vomissements, douloureux et probablement acides, font pleurer l'enfant.
- *Iris versicolor* 7 CH, si, aux vomissements acides, s'ajoutent des diarrhées, elles aussi très douloureuses, qui permettent de les distinguer de *Sulfuricum acidum*.
- *Robinia pseudo-acacia* 7 CH, si le reflux survient la nuit et réveille l'enfant.
- *Lycopodium clavatum* 7 CH, chez le petit enfant vite rassasié, souvent ballonné (sous l'ombilic) et digérant mal. Il pleure aussi la nuit, mais pour manger.
- *Magnesia carbonica* 7 CH, chez les nourrissons intolérants au lait artificiel, sujets aux régurgitations douloureuses qui provoquent des pleurs.

À associer à un traitement classique, en attendant de consulter :

- *Cadmium sulfuricum* 7 CH, si les vomissements ont lieu juste après le biberon et que le nourrisson fait des pauses respiratoires pendant le sommeil.
- *Lobelia inflata* 7 CH, si les régurgitations s'accompagnent de malaises.

Posologie (pour tous ces médicaments) : 2 granules avant chaque biberon.

RÉGURGITATIONS DU NOURRISSON

Voir le chapitre sur le reflux gastro-œsophagien page 205.

RHINITES ALLERGIQUES

On distingue la rhinite allergique spasmodique, ou rhume des foins, qui survient chaque année à la même saison, de la rhinite allergique « perannuelle », quasi permanente.

> CONSULTEZ POUR EFFECTUER UN TRAITEMENT DE TERRAIN.

Comment les reconnaître ?

Comme pour l'asthme, les crises sont déclenchées par la présence d'allergènes. Elles surviennent chez des enfants, ou plutôt des jeunes adolescents, ayant eux-mêmes, ou leurs parents, des allergies.

La rhinite allergique spasmodique se reconnaît aux éternuements en salve, à l'écoulement nasal clair, fluide, souvent très abondant, et à l'obstruction nasale constante.

Dans la rhinite perannuelle, ces symptômes, généralement moins nets, sont associés à de l'asthme.

Ces rhinites, quand elles sont intenses, provoquent chez les enfants une fatigue, des troubles du sommeil, du caractère, de l'humeur, des maux de tête, et des perturbations de la scolarité.

Les allergènes responsables des rhinites spasmodiques sont les pollens et certaines moisissures présentant aussi un caractère saisonnier. Quant aux rhinites perannuelles, elles sont principalement dues aux poussières, aux animaux, aux acariens et aux moisissures.

Règles d'hygiène

Les règles d'hygiène des rhinites perannuelles sont identiques à celles de l'asthme, les allergènes en cause étant le plus souvent les mêmes (voir page 81). On se méfiera tout particulièrement de la climatisation, du chauffage par le sol trop sec et bien entendu, des tapis et des moquettes.

Le traitement homéopathique

Le traitement du rhume des foins sera d'autant plus efficace qu'un traitement de terrain aura été prescrit. Le traitement, plus complexe, des rhinites perannuelles, outre l'éviction des allergènes, nécessite aussi d'instituer un traitement de terrain. Il ne sera pas envisagé dans cet ouvrage.

Quand l'écoulement nasal est irritant et le larmoiement doux

Ce qui signifie que le nez, en coulant, irrite les narines et la partie située au-dessus des lèvres, et que les larmes, provoquées par l'allergie, ne sont pas corrosives pour le pourtour des yeux.

- *Allium cepa* 5 CH : éternuements fréquents, en salve, au réveil, déclenchés par les allergènes saisonniers (pollens, foin et herbes coupés), aggravés dans une chambre chaude et améliorés au grand air.
- *Ammonium muriaticum* 5 CH : les éternuements sont aussi fréquents, mais la sensation de nez bouché est intense et s'accompagne d'une perte de l'odorat.
- *Sanguinaria* 5 CH : éternuements en salve, rhinorrhée irritante, nez sec et bouché prédominent. Ces symptômes sont aggravés par les pollens et les odeurs, surtout de fleurs.
- *Aralia racemosa* 5 CH : les éternuements fréquents et l'écoulement nasal, clair et très irritant, sont accrus par le moindre courant d'air. La rhinite allergique se complique fréquemment par de l'asthme survenant surtout au coucher ou dans le premier sommeil.

Quand l'écoulement nasal est doux et le larmoiement irritant

- *Euphrasia* 5 CH convient quand l'écoulement nasal est doux, le larmoiement très abondant et très irritant, et les paupières enflées et brûlantes (le contraire d'*Allium cepa*). Les troubles sont aggravés par le vent, la lumière du soleil et dans une chambre chaude, et améliorés au grand air.
- *Ambrosia* 5 CH, si l'écoulement nasal s'accompagne d'un larmoiement irritant et de très fortes démangeaisons des paupières. C'est un médicament très utilisé en automne dans la vallée du Rhône où l'ambroisie prédomine à cette saison.
- *Sabadilla* 5 CH, dans les éternuements fréquents, violents, paroxystiques, en salve, suivis d'une rhinorrhée fluide, malgré l'intense sensation de nez bouché. Ils sont déclenchés par de fortes démangeaisons du nez et du palais, et calmés par l'application et le frottement de la langue sur

ce dernier. Le larmoiement irritant et les éternuements sont aggravés par les odeurs de fleurs, les parfums, et au grand air ; ils sont améliorés par la chaleur.

Quand l'écoulement nasal et le larmoiement sont irritants

- *Kalium iodatum* 5 CH, si les éternuements accompagnent un écoulement nasal et oculaire aqueux, abondant et brûlant. Les yeux et le nez sont rouges et enflammés. Les crises sont calmées par la chaleur et aggravées à l'air frais.
- *Naphtalinum* 5 CH, si les écoulements nasal et oculaire — particulièrement le larmoiement — sont très abondants et irritants. Les éternuements en salve sont incessants. Les symptômes sont améliorés en plein air.
- *Arsenicum album* 5 CH, si la rhinorrhée et le larmoiement très irritants et abondants sont aggravés la nuit et améliorés par la chaleur.

La posologie générale est de : 2 granules toutes les heures le premier jour en période de crise, puis espacez les prises au fur et à mesure que les troubles diminuent. Continuez 3 fois par jour et consultez votre médecin homéopathe.

L'intérêt des traitements de terrain dans les allergies

Les traitements de terrain ont l'intérêt de prévenir les crises de rhinites allergiques spasmodiques. Ils doivent être commencés environ deux mois avant la période présumée des crises et poursuivis pendant celle-ci. Leur grande efficacité constitue une alternative certaine aux traitements allopathiques.

Les rhinites allergiques perannuelles, pour lesquelles les crises sont plus ou moins permanentes au cours de l'année, nécessitent aussi un traitement de terrain. Elles sont plus difficiles à soigner, mais les résultats sont très bons à long terme. L'éviction des allergènes responsables fait partie intégrante du traitement.

RHINOPHARYNGITE

Rhinopharyngite du nourrisson

Les rhinopharyngites aiguës sont nécessaires à l'acquisition progressive d'une immunité locale et générale chez l'enfant de six mois à sept ans. L'infection et l'inflammation des voies respiratoires provoquent un écoulement nasal et pharyngé — c'est-à-dire par le nez et au fond de la gorge — accompagné ou non de fièvre.

> LA RHINOPHARYNGITE N'EST PAS RESPONSABLE D'UNE FIÈVRE QUI DURE AU-DELÀ DE 48 HEURES.
> SI LA FIÈVRE PERSISTE, IL FAUT RECHERCHER UNE AUTRE CAUSE OU CONSULTER.

Comment la reconnaître ?

Chez le nourrisson, la rhinopharyngite se manifeste par des éternuements, un petit écoulement nasal, et surtout par un nez bouché qui gêne la prise des biberons.

L'inflammation des amygdales et du pharynx rend la déglutition douloureuse, et occasionne une perte d'appétit brutale, notamment pour les aliments solides.

Comme pour l'enfant plus grand, la rhinopharyngite peut évoluer et s'infecter.

Une fièvre modérée peut être présente au début ; si celle-ci persiste au-delà de 48 heures ou réapparaît après avoir disparu, la rhinopharyngite n'en est plus responsable : une otite en est souvent la cause.

Quels sont les risques ?

À court terme

La rhinopharyngite s'étend à la sphère ORL et pulmonaire ; elle peut être à l'origine de trachéites ou de bronchites, mais aussi d'otites ou de conjonctivites.

Celles-ci, notamment les otites, sont plus fréquentes chez les nourrissons de moins de six mois, dont le système immunitaire n'est pas encore complètement mature, et chez ceux vivant en collectivité (crèche, garderie, école).

La fièvre, mal contrôlée, peut être à l'origine de convulsions.

La perte d'appétit doit être prévenue en augmentant la fréquence des repas chez le bébé.

Les rhinopharyngites à répétition

Elles sont définies par la survenue de quatre épisodes de rhinopharyngites dans un trimestre. Elles commencent chez le nourrisson et se terminent à l'âge de cinq à six ans en moyenne. Elles sont favorisées par la vie en collectivité, le tabagisme des parents, l'habitat dans un lieu humide ou trop sec, la présence d'animaux.

L'existence d'un reflux gastro-œsophagien, la présence d'une allergie, d'une carence en fer sont des facteurs favorisants. De même, une allergie des voies aériennes supérieures ou la présence de végétations sur lesquelles l'homéopathie a une bonne activité augmentent la fréquence de survenue des rhinopharyngites.

Voir aussi les chapitres sur les reflux gastro-œsophagiens page 205 et sur les rhinites allergiques page 208.

Le traitement homéopathique

D'abord traiter la fièvre

Voir le chapitre sur les fièvres page 158.

Au début

- *Ammonium carbonicum* 5 CH, chez le nourrisson au nez sec et bouché, qui éternue et ne peut dormir la nuit.
- *Ammonium muriaticum* 5 CH, le nez est aussi bouché, mais il y a un écoulement nasal clair, abondant et irritant.
- *Nux vomica* 5 CH, mêmes indications, avec en plus des éternuements et déclenchement du rhume par temps froid ou courant d'air.
- *Sambucus* 5 CH, remède proche d'*Ammonium carbonicum*, mais l'obstruction nasale est telle que le bébé a des difficultés à téter — il s'arrête

de boire pour reprendre son souffle — car il ne peut respirer que par la bouche.
Posologie (pour tous ces remèdes) : 2 granules 5 fois par jour pendant 2 jours, puis 3 fois par jour pendant 3 jours.

Ensuite les médicaments sont les mêmes que ceux de l'enfant (ci-dessous)

Voir aussi le chapitre sur la trachéo-bronchite page 245.

Rhinopharyngites dues à des poussées dentaires

- *Chamomilla vulgaris* 5 CH systématiquement ; *Chamomilla vulgaris* 15 CH, si la poussée dentaire — avec joue rouge du côté de la dent qui pousse — s'accompagne d'une fièvre avec sueurs, ou d'une diarrhée verdâtre, ou d'une toux nocturne qui ne réveille pas l'enfant.
- *Ferrum phosphoricum* 5 CH, si la poussée dentaire s'accompagne d'une otite et de petits filets de sang lorsque vous nettoyez le nez de votre bébé. La fièvre est modérée et la peau moite.
- *Mercurius solubilis* 5 CH, si l'écoulement nasal est irritant, la fièvre élevée, la transpiration abondante et visqueuse, la soif intense.

Posologie (pour tous ces remèdes) : 2 granules 5 fois par jour pendant 2 jours, puis 3 fois par jour pendant 6 jours.

Rhinopharyngite de l'enfant

Les rhinopharyngites, maladies bénignes, essentiellement virales, ne justifient pas le recours aux antibiotiques qui, de plus, ne permettent ni le raccourcissement des symptômes ni la prévention des complications[7]. Le traitement de choix est l'homéopathie.

> CONSULTEZ SI LA FIÈVRE PERSISTE AU-DELÀ DE 48 HEURES, CAR UNE AUTRE CAUSE EN EST À L'ORIGINE.

---

7. « Les infections ORL ». Conférence de consensus en médecine et maladies infectieuses, *Le Concours médical*, 11 janvier 1997, n° 1, p. 17-22.

Comment la reconnaître ?

L'incubation est rapide (48 à 72 heures), le diagnostic souvent évident : un écoulement nasal clair et des éternuements prédominent au début, mais rapidement ces derniers cessent et l'écoulement devient jaune verdâtre. Il s'accompagne souvent d'une toux plus ou moins grasse, de fièvre et de ganglions au cou.

La rhinopharyngite évolue, théoriquement, spontanément vers la guérison en une semaine, mais les surinfections sont fréquentes.

Si l'écoulement est purulent, fétide, et ne concerne qu'une seule narine, il faut penser à un corps étranger : votre enfant s'est peut-être mis un objet dans une narine et n'a pas osé vous le dire.

Si la fièvre persiste au-delà de 48 heures ou réapparaît après avoir disparu, la rhinopharyngite n'est plus responsable : une otite en est souvent la cause.

Quels sont les risques ?

Les rhinopharyngites sont fréquentes chez le grand enfant, mais se compliquent moins souvent en trachéites ou en bronchites, otites, sinusites ou conjonctivites que chez le nourrisson.

Après six ou sept ans, les rhinopharyngites sont beaucoup moins fréquentes.

Le traitement homéopathique

Si le rhume commence

Par des éternuements très fréquents

- *Allium cepa* 5 CH : quand le larmoiement est doux, l'écoulement nasal irritant et translucide, aggravé dans une chambre chaude.
- *Euphrasia* 5 CH : quand l'irritation est oculaire et l'écoulement nasal doux et translucide. L'ensemble est aggravé en plein air et au vent.
- *Kalium bichromicum* 5 CH, si vous savez que le rhume de votre enfant — qui survient habituellement par temps froid et humide — commence par des éternuements violents, un nez sec et bouché puis se poursuit par un écoulement nasal jaune verdâtre, abondant, épais, visqueux, croûteux, et une toux grasse surtout au réveil : donnez-lui d'emblée ce remède.

Posologie (pour tous ces remèdes sauf *Allium cepa*) : 2 granules 5 fois par jour pendant 2 jours, puis 3 fois par jour pendant 6 jours.

Pour *Allium cepa* : 2 granules 5 fois par jour pendant 2 jours, puis arrêtez ou changez de remède.

Par un nez sec et bouché, et de la fièvre

- *Aconitum napellus* 5 CH, quand le rhume survient par temps froid et sec, avec fièvre élevée de survenue brutale, caractérisée par une peau sèche, rouge, chaude, parcourue de frissons, une soif intense de grandes quantités d'eau froide, voire une agitation et une anxiété survenant à l'acmé de la fièvre, vers minuit.
- *Belladonna* 5 CH, avec fièvre, soif et sueurs abondantes, si le rhume survient après une coupe de cheveux.
- *Bryonia alba* 5 CH, avec nez très sec et fièvre en plateau (aussi élevée le matin que le soir), soif importante et amélioration par la transpiration ; dans un contexte grippal.
- *Camphora* 5 CH, quand le rhume survient par temps glacial, et que le malade ressent une sensation de froid glacé en respirant.
- *Kalium bichromicum* 5 CH, si le rhume risque de se compliquer directement en sinusite (voir plus haut pour la description de ce médicament).
- *Nux vomica* 5 CH, si l'enfant se plaint de courbatures (début de grippe), de frissons et de soif lors des poussées de fièvre.
- *Pulsatilla* 5 CH, si les sécrétions nasales sont jaunâtres, épaisses, non irritantes, si le nez sec et bouché la nuit coule dans la journée, si la perte du goût et de l'odorat est présente. La fièvre est modérée, le malade transpire mais n'a pas soif.

Posologie (pour tous ces remèdes) : 2 granules 5 fois par jour pendant 2 jours, puis 3 fois par jour pendant 6 jours.

Quand l'écoulement du nez est clair

Sans éternuements

- *Dulcamara* 5 CH, par temps humide quand le nez se bouche d'abord, puis coule (clair) abondamment, et que des ganglions apparaissent au cou. Le malade a besoin de racler pour expectorer les mucosités claires restées collées dans l'arrière-gorge.
- *Kalium muriaticum* 5 CH, si le nez laisse couler sans cesse un liquide épais, blanc, glaireux. De plus, l'enfant ressent une sensation d'oreilles bouchées et des bruits de craquements en se mouchant.

La lèvre supérieure et le pourtour du nez sont irrités

- *Allium cepa* 5 CH (voir plus haut pour la description de ce médicament).
- *Arsenicum iodatum* 5 CH, s'il n'y a pas d'éternuements, mais que la sensation de nez bouché s'accompagne d'un écoulement nasal, clair ou

mucopurulent, très irritant et très brûlant, et de la présence de ganglions au cou.
- *Arum triphyllum* 5 CH, le nez est bouché, l'écoulement nasal est à ce point irritant qu'il provoque un grattage intense des narines et des lèvres que l'enfant s'écorche jusqu'à se faire saigner. La langue est rouge, dépapillée.
- *Kalium iodatum* 5 CH, pour ce remède aussi, il y a peu d'éternuements mais les écoulements nasal et oculaire sont très abondants et très irritants. La rhinopharyngite risque de se compliquer en sinusite.

Posologie (pour tous ces remèdes sauf *Allium cepa*) : 2 granules 5 fois par jour pendant 2 jours, puis 3 fois par jour pendant 3 jours. Puis, en fonction de l'évolution, modifiez votre traitement.
Pour *Allium cepa* : 2 granules 5 fois par jour pendant 2 jours, puis arrêtez ou changez de remède.

Avec fièvre

- *Ferrum phosphoricum* 5 CH, avec fièvre et soif modérée, peau moite et mouchage qui ramène un peu de sang. Pensez-y surtout si votre enfant est sujet aux otites.
- *Nux vomica* 5 CH, fièvre survenant dans un contexte grippal (courbatures) avec frissons et soif lors des poussées thermiques, nez sec et bouché la nuit, écoulement nasal clair le jour, pire à la chaleur et mieux à l'air frais, éternuements irrépressibles au réveil.
- *Dulcamara* 5 CH (voir plus haut pour la description de ce médicament).

Si la température est élevée, voir aussi le chapitre sur les fièvres page 162.

Posologie (pour tous ces remèdes) : 2 granules 5 fois par jour pendant 2 jours, puis 3 fois par jour pendant 3 jours. Puis, en fonction de l'évolution, modifiez votre traitement.

Quand l'écoulement devient mucopurulent, jaune verdâtre

Il ne témoigne en rien de la survenue d'une surinfection bactérienne, et n'impose aucunement la prise d'antibiotiques.

Sans fièvre

- *Hydrastis* 5 CH, quand les sécrétions de l'écoulement nasal et pharyngé sont jaunâtres, épaisses et visqueuses.
- *Kalium bichromicum* 5 CH, le nez rempli de croûtes se bouche, le rhume se complique de céphalées frontales très localisées, « en point » souvent annonciatrices d'une sinusite.

Posologie (pour tous ces remèdes) : 2 granules 3 fois par jour pendant 5 jours.

Avec fièvre

- *Mercurius solubilis* 5 CH, si l'écoulement nasal est irritant, la langue blanche ; la fièvre élevée s'accompagne d'une soif intense et de transpiration visqueuse.
- *Pulsatilla* 5 CH, si les sécrétions nasales sont jaunâtres, épaisses, non irritantes, si le nez sec et bouché la nuit coule dans la journée, si une perte du goût et de l'odorat apparaît. La fièvre est modérée, l'enfant transpire mais n'a pas soif.

Posologie (pour tous ces remèdes) : 2 granules 5 fois par jour pendant 2 jours, puis 3 fois par jour pendant 6 jours.

En présence de toux sèches

Les toux sèches sont plus caractéristiques des laryngites, mais elles surviennent aussi au décours des rhinopharyngites ou des bronchites.

Avec nez sec et bouché

- *Bryonia alba* 5 CH, dans les toux sèches et douloureuses associées aux symptômes précédemment décrits (voir plus haut pour la description de ce médicament). L'enfant se retient de tousser, respire le moins profondément possible et se sent mieux quand il appuie fortement sur son thorax.
- *Sticta pulmonaria* 5 CH, l'enfant se mouche constamment sans résultat, les céphalées et les douleurs qu'il ressent à la racine du nez diminuent quand son nez coule. La toux très douloureuse est aggravée la nuit.

Avec écoulement nasal

- *Allium cepa* 5 CH, après les éternuements et l'écoulement nasal clair et irritant apparaît une toux sèche et douloureuse.
- *Ferrum phosphoricum* 5 CH, toux sèche et douloureuse, accompagnée d'une émission involontaire d'urine, chez des sujets dont le mouchage ou l'expectoration est mêlé de petits filets de sang.
- *Hepar sulfur* 5 CH est indiqué dans les rhinopharyngites — déclenchées par le moindre courant d'air ou par le froid — avec écoulements de pus par le nez et dans la gorge. Ils s'accompagnent d'une toux d'abord sèche puis très rapidement grasse.
- *Hydrastis* 5 CH, en cas de toux sèche pénible, avec les sécrétions nasales et pharyngées jaunâtres, collantes.
- *Ipeca* 5 CH, si la toux est sèche, quinteuse, spasmodique, à l'origine de nausées que les vomissements de glaires ne soulagent pas. La langue est rose « propre », et la salivation abondante.

- *Pulsatilla* 5 CH, si la toux est sèche et douloureuse la nuit, grasse et quasi indolore le jour (voir plus haut pour la description de ce médicament).
- *Rumex crispus* 5 CH, quand les toux violentes, épuisantes, incessantes, sont provoquées par un chatouillement dans l'arrière-gorge, ou dès que le malade respire de l'air froid.

Posologie (pour tous ces médicaments) : 2 granules 5 fois par jour pendant 2 jours, puis 3 fois par jour pendant 6 jours.

En cas de toux grasse

Une toux grasse est une toux qui ramène des expectorations ; si c'est le cas ou si vous avez constaté que votre enfant régurgite ses sécrétions, reportez-vous au chapitre sur la trachéo-bronchite page 245.

En cas de sinusite

Pour une sinusite, voir le chapitre sur les sinusites page 228.

Traitement local

Il est très important.

Chez les nourrissons

Faites des lavages doux — surtout au réveil et au coucher — au sérum physiologique ou à l'eau salée pour évacuer les sécrétions nasales, ou aspirez celles-ci grâce à l'aspirateur nasal.

Chez le petit enfant

Apprenez-lui à bien se moucher, narine par narine, et de préférence avec des mouchoirs jetables.

Localement, nettoyez-lui le nez, 3 fois par jour, avec le mélange d'1 ampoule d'oligo-éléments d'argent et de sérum physiologique (*Prorhinel*®). Vous devez renouveler la préparation tous les jours et ne pas la poursuivre plus de 3 jours.

Si vous avez du mal à choisir votre médicament, donnez à votre enfant *Mercurius complexe*®, 1 comprimé 3 fois par jour. S'il a moins de six ans, écrasez les comprimés avant de les lui faire absorber avec un peu d'eau.

Traitement de terrain

Il est nécessaire en cas de rhinopharyngites à répétition. L'homéopathie a une efficacité reconnue dans ce domaine. Le traitement permet à la fois l'espacement des épisodes de rhinopharyngites, et quand ceux-ci surviennent, ils restent localisés au nez et ne se compliquent pas en infectant les bronches ou en provoquant une otite.

Pour mettre en route un traitement de terrain chez l'enfant atteint de rhinopharyngites à répétition, consultez votre médecin homéopathe.

En attendant, vous pouvez lui donner pendant 1 mois :
– un oligo-élément à base de cuivre : 1 ampoule par jour, 10 jours par mois (voir annexe page 273) ;
– une plante, *Ecchinacea angustifolia* 1 DH : 5 gouttes/jour les 20 derniers jours du mois.

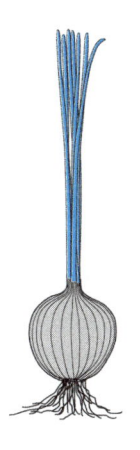

Allium cepa

ROUGEOLE

La rougeole est une maladie virale aiguë contagieuse. C'est une maladie infantile bénigne qui survient surtout chez l'enfant après sept ans.

> CONSULTEZ SI LA FIÈVRE PERSISTE OU REPREND CHEZ L'ENFANT.

Comment la reconnaître ?

Le diagnostic repose sur l'absence de rougeole ou de vaccination antérieures, et sur la notion de contagion.
– La maladie est contagieuse 2 à 4 jours avant l'apparition de l'éruption et jusqu'à 2 à 5 jours après son début. La période d'incubation dure 10 à 12 jours.
– La rougeole commence par un gros rhume, une conjonctivite, une laryngo-trachéo-bronchite, et une fièvre à 39-40 °C. L'enfant est grognon, pleurnichard. Deux jours après, apparaît une éruption cutanée de taches rosées laissant des intervalles de peau saine. Elle commence typiquement derrière les oreilles et à la face, puis s'étend au reste du corps en trois ou quatre jours. La fièvre diminue puis disparaît au fur et à mesure de l'apparition de l'éruption.

Principales complications

En France, les complications, essentiellement respiratoires et neurologiques, sont exceptionnelles, sauf chez l'enfant immunodéprimé. En revanche, dans les pays tropicaux et le tiers monde, la rougeole reste un fléau majeur, surtout en raison de la dénutrition.

Le traitement homéopathique

En cas de contagion

Le traitement permet d'atténuer l'intensité de la rougeole et, théoriquement, d'en prévenir les complications. Le biothérapique de la rou-

geole (médicament préparé à partir d'exsudats buccopharyngés de rougeoleux non traités) est à prendre au réveil, 3 jours de suite :
– Le premier jour :
- 1 dose de *Morbillinum* 9 CH.
– Le deuxième jour :
- 1 dose de *Morbillinum* 12 CH.
– Le troisième jour :
- 1 dose de *Morbillinum* 15 CH.

Le traitement curatif

De la rhinopharyngite

Les médicaments indiqués le plus souvent sont :
- *Allium cepa* 5 CH, le rhume se reconnaît aux éternuements en salve, accompagnés d'un larmoiement doux, non irritant et d'un écoulement nasal irritant et excoriant incessant. Ces symptômes sont aggravés dans une chambre chaude et améliorés au grand air.
- *Ammonium muriaticum* 5 CH, très proche d'*Allium cepa*, mais le nez est bouché et l'odorat fortement diminué.
- *Arsenicum iodatum* 5 CH, quand la sensation de nez bouché s'accompagne d'un écoulement nasal clair ou mucopurulent, très irritant.
- *Euphrasia* 5 CH, le rhume est accompagné d'un larmoiement irritant, excoriant et d'un écoulement nasal doux, non irritant ; l'ensemble est aggravé au grand air.
- *Bryonia alba* 5 CH, le nez est sec, il coule très peu ; en revanche, il domine une toux sèche douloureuse, aggravée par les mouvements respiratoires et soulagée par la compression du thorax.
- *Kalium iodatum* 5 CH, quand les écoulements nasal et oculaire sont clairs et irritants, et les éternuements fréquents.

Posologie (pour tous ces médicaments sauf *Allium cepa*) : 2 granules 5 fois par jour pendant 2 jours, puis 3 fois par jour pendant 6 jours.
Pour *Allium cepa* : 2 granules 5 fois par jour pendant 2 jours, puis arrêtez ou changez de médicament.

Voir aussi les chapitres sur les rhinopharyngites de l'enfant page 213 et sur la trachéo-bronchite page 245.

De la fièvre

■ L'enfant a soif
- et ne transpire pas :
- *Aconitum napellus.* 5 CH.
- *Arsenicum album* 5 CH.
- et transpire abondamment :
- *Belladonna* 5 CH.
- *Bryonia alba* 5 CH.
- *Mercurius solubilis* 5 CH.

■ L'enfant n'a pas soif
- et ne transpire pas :
- *Apis mellifica* 5 CH.
- *Gelsemium sempervirens* 5 CH.
- et transpire :
- *Pulsatilla* 5 CH.

Posologie (pour tous ces médicaments) : 2 granules 5 fois par jour pendant 2 jours, puis 3 fois par jour.

Voir aussi le chapitre sur les fièvres page 158.

De l'éruption

- Si la notion de contagion est nette, et l'éruption tarde à sortir : une dose de *Gelsemium sempervirens* 15 CH.
- En cas de contagion, si l'éruption ne sort pas : une dose de *Sulfur* 30 CH.
- Deux médicaments typiques de l'éruption dominent les autres :
- *Belladonna* 5 CH, si la soif et la fièvre sont présentes.
- *Pulsatilla* 5 CH, en l'absence de soif.

Posologie (pour tous ces médicaments) : 2 granules 5 fois par jour pendant 2 jours, puis 3 fois par jour pendant 6 jours.

À la convalescence

À la fin de la maladie, pour aider votre enfant à retrouver son tonus :
- Systématiquement : 1 dose de *Morbillinum* 15 CH.
- Si l'éruption a tardé à sortir : 1 dose de *Gelsemium sempervirens* 15 CH.
- Si l'éruption n'est sortie que grâce aux doses de *Sulfur*, donnez à votre enfant 1 dose de *Sulfur iodatum* 15 CH.

RUBÉOLE

Du fait de la discrétion des symptômes, cette maladie infantile virale bénigne passe inaperçue une fois sur deux pour le malade et a fortiori *pour le médecin rarement consulté à ce sujet.*

> CONSULTEZ POUR — VOTRE ENFANT, S'IL A ÉTÉ EN CONTACT AVEC UN RUBÉOLEUX — VOUS-MÊME, SURTOUT SI VOUS ÊTES ENCEINTE.

Comment la reconnaître ?

La rubéole est contagieuse peu avant l'apparition de l'éruption et pendant celle-ci. Elle ne donne pas de complications, excepté chez la femme enceinte. En effet, le risque de rubéole congénitale est maximal lors du premier trimestre de grossesse ; de plus, l'infection du fœtus peut être à l'origine d'avortements spontanés ou de malformations.

Le traitement homéopathique

Le traitement chez l'enfant n'est pas indispensable : tout au plus peut-on indiquer les médicaments de fièvre — quand celle-ci est présente — et *Belladonna* puis *Pulsatilla* ou *Mercurius solubilis* en fonction des caractéristiques de l'éruption.

Voir aussi le chapitre sur les fièvres page 158,
en cas d'éruptions reportez-vous page 222.

RYTHMIES

Comment les reconnaître ?

Ce sont des tics de balancements incessants qui surviennent quand l'enfant s'endort ou s'ennuie. Elles inquiètent beaucoup les parents, mais ne présentent pas de caractère de gravité chez l'enfant normal. Elles ont tendance à cesser spontanément.

Le traitement homéopathique

Un traitement homéopathique accélère leur disparition. Les médicaments les plus souvent indiqués sont :
- *Belladonna* 9 CH, chez un enfant qui s'endort tardivement, en transpirant et remuant la tête de chaque côté. Le reste de la nuit est agité : il gémit, sursaute, grince des dents et fait pipi au lit.
- *Medorrhinum* 9 CH, chez un enfant agité qui refuse de se coucher le soir et qui finit par s'endormir sur le ventre, les fesses en l'air.
- *Phosphorus* 9 CH est adapté à l'enfant, bon répondeur, qui se berce en balançant ou en roulant sa tête sur l'oreiller.
- *Tarentula hispana* 9 CH convient à un enfant hyperactif, anxieux, qui agite sans cesse les mains et les pieds, et est calmé seulement par la musique. Les troubles du sommeil s'accompagnent de rythmies, de terreurs nocturnes et de cauchemars.
- *Tuberculinum* 9 CH, si les balancements présents à l'endormissement s'accentuent encore pendant le sommeil.

Posologie (pour tous ces médicaments) : 2 granules au réveil.

SAIGNEMENT DE NEZ

> CONSULTEZ VOTRE MÉDECIN SI LE SAIGNEMENT EST TRÈS IMPORTANT OU PERSISTE, OU SI CELUI-CI SURVIENT APRÈS UN COUP, UN TRAUMATISME CRÂNIEN MÊME PEU SÉVÈRE.
> NE DONNEZ PAS D'ASPIRINE À VOTRE ENFANT.

Généralement, les saignements de nez de l'enfant sont consécutifs à un coup sur le nez, un éternuement, une course, une exposition au soleil, ou un grattage digital.

Les bons gestes à faire

– Dites à votre enfant de pencher la tête en avant.
– Mouchez-le et, si possible, faites-le cracher afin qu'il évacue les caillots présents dans le nez et l'arrière-gorge.
– Si le saignement est plus important, pincez-lui les ailes du nez pendant 5 à 10 minutes et introduisez dans la ou les narines une compresse imbibée de 10 gouttes de *Millefolium* 3 DH. Consultez.

Les soins homéopathiques

Si le saignement persiste, donnez à votre enfant, toutes les 2 ou 3 minutes, 2 granules de chacun des médicaments suivants :
- *Arnica montana* 5 CH.
- *China rubra* 5 CH.
- *Millefolium* 5 CH.

Ajoutez à la même fréquence :
- *Belladonna* 5 CH, si l'épistaxis survient après un coup de soleil.
- *Hamamelis* 5 CH, si le saignement de nez s'accompagne d'une sensation de serrement à la racine du nez.

SCARLATINE

La scarlatine est une maladie infectieuse parfois à l'origine de complications rénales et rhumatismales. Le traitement homéopathique hâte la guérison et diminue la convalescence.

> Consultez : la prise d'antibiotiques, actuellement, est indispensable.

Comment la reconnaître ?

– La forme typique se rencontre peu actuellement ; les formes frustes sont plus fréquentes.
– L'incubation est courte, 3 à 5 jours. La maladie est contagieuse 24 heures avant le début des symptômes, jusqu'à 2 ou 3 semaines ou plus en cas de complications.
– Dans la forme typique, la période d'invasion commence par une angine rouge avec une fièvre élevée, des frissons, une altération de l'état général et des vomissements. Dans les deux jours, l'éruption cutanée — faite de petits points sombres qui confluent sans laisser d'intervalle de peau saine — naît au thorax et s'étend aux membres. Elle est souvent plus marquée aux grands plis (axillaires, coudes, genoux) et au siège. L'angine persiste, les amygdales se couvrent de points blancs, la langue se dépapille, devient lisse et rouge framboisé.

Les principales complications

Les complications rénales et rhumatismales — glomérulonéphrite aiguë, rhumatisme articulaire aigu — ont pratiquement disparu depuis l'emploi systématique des antibiotiques.

Le traitement homéopathique

Au repos dans le lit et à l'antibiothérapie, vous pouvez associer :

Les médicaments de l'angine

- *Belladonna* 5 CH, si le mal de gorge est intense, les amygdales rouge vif, la déglutition très douloureuse et si la fièvre s'accompagne de transpiration et de soif.
- *Apis mellifica* 5 CH, si la muqueuse pharyngée est rouge, luisante, avec un œdème de la luette, une fièvre sans soif et une peau sèche entrecoupée de suées.
- *Arum triphyllum* 5 CH est le médicament des angines graves et très douloureuses de la scarlatine. La fièvre est très élevée, la langue framboisée et dépapillée. L'enfant s'écorche, se gratte, s'arrache les lèvres et le rebord des narines parfois jusqu'au sang.

Posologie (pour tous ces médicaments) : 2 granules 5 fois par jour pendant 2 jours, puis 3 fois par jour pendant 6 jours.

Voir aussi le chapitre sur les angines page 66.

Les médicaments de la fièvre

Voir aussi le chapitre sur les fièvres page 158.

Les médicaments de l'éruption

- *Belladonna* 5 CH et *Apis mellifica* 5 CH présentent, tous les deux, l'éruption typique de la scarlatine, seules les caractéristiques de la fièvre et de l'angine les différencient.

Posologie (pour tous ces médicaments) : 2 granules 5 fois par jour pendant 2 jours, puis 3 fois par jour pendant 6 jours.

Si la notion de contagion est nette

- Et l'éruption tarde à sortir : donnez 1 dose de *Gelsemium sempervirens* 15 CH.
- Si l'éruption ne sort pas : 1 dose de *Sulfur* 30 CH.

Pour aider l'enfant à récupérer de la maladie

À la fin de la maladie, plusieurs médicaments peuvent aider votre enfant à retrouver rapidement de l'énergie :
- systématiquement : 1 dose de *Sulfur iodatum* 15 CH.
- si l'éruption a tardé à sortir : 1 dose de *Gelsemium sempervirens* 15 CH.

Pour prévenir les complications

- Les néphrites (atteintes rénales) : *Apis mellifica* 5 CH.

SINUSITE AIGUË

La sinusite est une inflammation aiguë des sinus, compliquant le plus souvent un rhume banal. Elle est rare chez l'enfant et ne survient pas pour les sinusites maxillaires avant l'âge de quatre à cinq ans, et pour les sinusites frontales avant l'âge de onze à douze ans.

> CONSULTEZ : SI L'ENFANT EST ASSEZ GRAND, ASSOCIEZ L'ACUPUNCTURE.

Comment les reconnaître ?

Sinusites maxillaires

Les sinusites maxillaires se confondent chez l'enfant avec les signes d'une rhinopharyngite, car le drainage des sinus maxillaires est particulièrement efficace chez l'enfant avant sept ou huit ans. Il n'y a pas de maux de tête.

Sinusites frontales

Les sinusites frontales ne surviennent que chez l'enfant de plus de dix ans ou chez l'adolescent, car les sinus frontaux ne se développent, en général, qu'après cet âge. Elles surviennent souvent après un rhume, se manifestent par des douleurs au-dessus des orbites et par la présence d'un écoulement nasal puis pharyngé mucopurulent. Une toux traînante peut parfois être le seul symptôme de la sinusite.

Quelles que soient les sinusites, les complications sont peu fréquentes.

Le traitement homéopathique

Pour traiter les rhinopharyngites

Voir le chapitre sur les rhinopharyngites page 211.

Trois médicaments sont communs aux sinusites frontales et maxillaires

■ *Kalium iodatum* 5 CH, à la suite d'un rhume, en cas de douleurs intenses aux os de la face et à la racine du nez. Les douleurs sont améliorées par la chaleur et aggravées par l'air frais. L'écoulement nasal, très irritant, devient verdâtre.

■ *Hydrastis* 5 CH, si l'écoulement de pus jaune, épais, visqueux, se fait par le nez et l'arrière-gorge. Une toux sèche, pénible, est présente.

■ *Cinnabaris* 5 CH, en cas de douleurs lancinantes des sinus frontaux et maxillaires et d'une congestion du visage et des yeux, et d'un écoulement de pus dans l'arrière-gorge. Donnez ce médicament et amenez votre enfant en consultation, car il peut s'agir d'une forme de sinusite plus grave.

Posologie (pour tous ces médicaments) : 2 granules 5 fois par jour pendant 2 jours, puis 3 fois par jour pendant 6 jours.

Sinusites maxillaires

– En cas de carie dentaire, faites traiter la dent malade et ajoutez :

■ *Mezereum* 5 CH en cas de sinusites maxillaires survenant plutôt du côté gauche. La peau en regard du sinus est très sensible au toucher, les sécrétions nasales sont mucopurulentes.

– Sinon :

■ *Kalium bichromicum* 5 CH, après un rhume — avec écoulement nasal jaune verdâtre et croûtes dans le nez —, quand apparaissent des douleurs sous-orbitaires.

Posologie (pour tous ces médicaments) : 2 granules 5 fois par jour pendant 2 jours, puis 3 fois par jour pendant 6 jours.

Sinusites frontales

Au début, quand le nez est sec et bouché

■ *Sticta pulmonaria* 5 CH est indiqué dans les sinusites frontales survenant au décours d'une grippe. Le nez est sec et bouché, l'enfant n'arrive pas à se moucher ; les douleurs à la racine du nez et les céphalées frontales sont améliorées dès que le nez coule. Une toux sèche, douloureuse, aggravée la nuit, apparaît.

Posologie : 2 granules 5 fois par jour pendant 2 jours, puis 3 fois par jour pendant 6 jours.

■ *Lachesis mutus*, quand les douleurs sus-orbitaires sont déclenchées par l'arrêt brutal de l'écoulement nasal — soit spontané, soit provoqué par des pommades ou des instillations nasales — et améliorées à sa reprise.

Posologie : prendre à 6 heures d'intervalle, successivement, 1 dose de *Lachesis mutus* 7 CH, puis 1 dose de *Lachesis mutus* 9 CH, et enfin 1 dose de *Lachesis mutus* 15 CH.

Quand le nez coule
- *Cinnabaris* 5 CH (voir plus haut pour la description de ce médicament).
- *Kalium bichromicum* 5 CH (voir plus haut pour la description de ce médicament).
- *Mercurius solubilis* 5 CH, dans les sinusites accompagnées de névralgies, d'une toux grasse mucopurulente, d'une fièvre intense, de grande soif et de sueurs nocturnes épuisantes.
- *Corallium rubrum* 5 CH convient dans les sinusites aggravées d'une toux sèche, violente, difficile à arrêter, avec rougeur intense de la face.

Posologie (pour tous ces médicaments) : 2 granules 5 fois par jour pendant 2 jours, puis 3 fois par jour pendant 6 jours.

Un médicament de conseil est souvent bénéfique en homéopathie : *Sinuspax*®, 1/2 à 1 comprimé 3 fois par jour, pendant 3 ou 4 jours. Si l'enfant a moins de six ans, écrasez les comprimés avant de les lui faire absorber dans un peu d'eau.

Traitement de terrain

Il est indispensable dans les sinusites chroniques ou à répétition de consulter un médecin homéopathe, qui adaptera un traitement de terrain.

L'acupuncture

C'est un traitement complémentaire intéressant, car elle calme les douleurs et favorise l'écoulement nasal des sinusites frontales et maxillaires. Elle est très efficace dans ces indications et peut être employée chez l'enfant confiant et accessible à la raison, d'autant qu'il a assisté à des séances d'acupuncture pratiquées sur ses parents.

SOMMEIL DU NOURRISSON

Les insomnies du nourrisson ont de nombreuses causes :
– peurs au coucher ;
– otite, mal de dents, nez bouché, toux, reflux gastro-œsophagien, etc. ;
– jeux tardifs, en fin d'après-midi ou dans la soirée, télévision ;
– alimentation inadaptée, bruit dans l'appartement, chaleur de la chambre.

Le sommeil d'un nourrisson

La naissance d'un premier enfant, les changements qu'il occasionne dans la vie d'un couple, la fatigue bien naturelle de la mère après l'accouchement, les cycles du sommeil du bébé qui ne tient pas encore compte de l'alternance jour-nuit, tout cela amène les parents à consulter pour ce qu'ils croient être une insomnie de leur enfant.

En fait, la durée du sommeil normal du nourrisson est très variable. Elle passe de 23 heures en moyenne à la naissance à 16-18 heures à trois mois, 14-16 heures à un an et 12-14 heures à trois ans, sieste comprise. Le nourrisson a des cycles de sommeil (environ 60 minutes) diminués de moitié par rapport à l'adulte (90 à 120 minutes). Il se réveille donc naturellement plus souvent, et ne commence à faire ses nuits qu'entre l'âge de trois et neuf mois. Généralement à cet âge, la structure du sommeil nocturne ressemble à celle de l'adulte, un réveil nocturne étant encore courant.

Les causes des insomnies du nourrisson

Elles sont nombreuses :
– Propres à l'enfant : anxiété de séparation à partir de neuf mois, peurs (de l'obscurité, des animaux, etc.) au coucher, maladies (fièvre, otites, mal de dents, nez bouché, toux, reflux gastro-œsophagien, colites, etc.).
– Liées aux parents : rigidité excessive sur les horaires d'endormissement ou faiblesse des parents, l'enfant ne s'endormant que dans les bras de ses parents et ne restant jamais éveillé seul dans le lit ; jeux tardifs, en fin d'après-midi ou dans la soirée, télévision, alimentation inadaptée, bruit dans l'appartement, chaleur de la chambre.

Apprenez à bien dormir à votre enfant

En tenant compte des causes précédentes et en tentant de les corriger. Quelques autres conseils importants :
– Ne laissez pas passer l'heure du coucher et ne manquez pas la phase d'endormissement de l'enfant, c'est-à-dire le moment où vous sentez qu'il faut le mettre au lit.
– Respectez les rites du coucher. Ils sont normaux et enlèvent les sources d'angoisse de l'enfant. Ne cherchez pas à les faire disparaître par la contrainte, mais sachez aussi les limiter dans leur durée et dans le temps.
– Si votre enfant n'est pas prêt à s'endormir, ne le forcez pas, vous n'y arriverez pas. En revanche, négociez avec souplesse et calme le moment du coucher. Ne créez pas de tension, au contraire rassurez-le et montrez-lui votre amour : c'est un moment privilégié de la journée pendant lequel vous retrouvez votre enfant... même si cela demande un véritable effort après une difficile journée de travail suivie des tâches domestiques habituelles (préparer à manger et s'occuper des enfants).
– Soyez souple en ce qui concerne les horaires du biberon : si le nourrisson pleure parce qu'il à faim à une heure inhabituelle, donnez-lui un biberon de lait et non un peu d'eau sucrée pour le faire attendre ; *a contrario*, ne le réveillez pas pour lui donner à manger.

Comment les traiter ?

Souvent les conseils précédents et l'analyse de la situation avec votre médecin résolvent les difficultés de sommeil de votre enfant. Si ce n'est pas le cas, quelques remèdes peuvent vous aider.

En cas de causes organiques

En cas de maladies occasionnelles (fièvre, otites, mal de dents, nez bouché, toux, reflux gastro-œsophagien, colites, etc.), l'insomnie est temporaire et passera en même temps que celles-ci. Reportez-vous aux chapitres correspondants.
Certaines maladies chroniques peuvent aussi être à l'origine d'insomnies. Parlez-en avec votre médecin homéopathe.

Difficultés d'endormissement

Un dernier petit conseil : appréciez le rythme des siestes et voyez si celui-ci correspond à l'âge de votre enfant, car ce dernier peut manquer de sommeil ou au contraire s'endormir tardivement parce qu'il se réveille trop tard le matin ou dort trop dans la journée. Avant six mois, un bébé fait 3 siestes, puis 2 siestes jusqu'à neuf mois, enfin une sieste à partir de quinze mois, et généralement aucune après trois ans.

Anxiété de séparation

Chez le nourrisson, elle commence vers huit mois et se poursuit plus ou moins jusqu'à deux ans. Deux remèdes sont souvent indiqués :
- *Pulsatilla* 9 CH, correspond à un petit enfant long à s'endormir le soir et à se réveiller le matin. Il cherche tous les moyens pour retarder l'heure du coucher et trouve mille petites astuces dans ce but. Trop émotif et affectueux, il aime tenir la main d'un de ses parents pour s'endormir. C'est souvent à l'occasion d'une maladie — notamment ORL, otite par exemple, à laquelle il est sujet — que se déclenche ce type d'insomnie.
- *Lachesis mutus* 9 CH correspond à des enfants jaloux, très bavards, qui ont peur d'être abandonnés. Ils sont excités le soir, refusent d'aller se coucher, s'endorment tardivement, se réveillent en pleine nuit et sont de mauvaise humeur au réveil.

Les enfants excités au coucher

Nombreux sont les enfants énervés au coucher. Cette excitation est souvent à l'origine d'un endormissement difficile. Les principaux médicaments sont :
- *Lachesis mutus* 9 CH, que nous venons de détailler.
- *Medorrhinum* 9 CH, pour un enfant agité, irritable, impatient. En pleine forme le soir, il s'endort difficilement, dort sur le ventre les fesses en l'air, et la nuit, s'il le pouvait, il se lèverait pour jouer et s'amuser.
- *Chamomilla* 9 CH, chez un nourrisson habituellement calme qui devient particulièrement agité, coléreux et nerveux lors des poussées dentaires. Le bercement le calme et l'aide à s'endormir.
- *Coffea* 9 CH, chez un enfant actif plutôt qu'agité, mais tout de même irritable. Il est gai, veut jouer le soir et refuse de dormir, particulièrement à la suite d'un événement heureux, un anniversaire ou une fête par exemple. C'est le cas aussi lors des poussées dentaires, surtout quand les douleurs sont améliorées par l'eau froide.

Voir aussi le chapitre sur les enfants agités page 142.

Peur de l'obscurité

- *Stramonium* 9 CH convient au petit enfant ayant peur du noir et sujet aux terreurs nocturnes. Il ne peut s'endormir qu'avec une lumière tamisée et la présence d'un de ses parents.
- *Hyoscyamus niger* 9 CH, proche de *Stramonium*, convient à des enfants jaloux, nerveux, agités, ayant peur d'être seuls, et dont le sommeil s'accompagne, en plus des terreurs nocturnes, de sursauts, de tressaillements et de cris.
- *Causticum* 9 CH s'adresse à des enfants peureux par nature. Ils sont anxieux dès que la nuit tombe, ils luttent véritablement contre le sommeil et ne s'endorment aussi qu'avec une veilleuse. L'acquisition de la marche et du langage se fait avec retard, de même, ils font longtemps pipi au lit.
- *Phosphorus* 9 CH, comme *Causticum*, est anxieux dès que la nuit tombe ; il a aussi besoin d'une lumière tamisée et n'aime pas s'endormir seul. C'est un enfant longiligne, parfois somnambule, qui s'endort tard et a besoin de beaucoup de sommeil. Celui-ci est agité et parcouru de nombreux rêves.

Posologie (pour tous ces médicaments) : 2 granules au coucher.

Les autres petits moyens

Dans ces différents cas, avant de coucher votre enfant, pour lui permettre de mieux s'endormir, de se relaxer et d'avoir un sommeil calme, faites diffuser dans l'atmosphère pendant 10 minutes quelques gouttes de lavandin et d'une huile essentielle de *Citrus reticulata* (mandarine).

Votre enfant appréciera aussi sûrement des massages, sur le plexus solaire[1], de la préparation suivante (à réaliser par votre pharmacien) :

Huile essentielle de *Lavendula angustifolia var. angustifolia* (lavande) 80 gouttes

Huile essentielle de *Chamaemelum nobile* (camomille romaine) 20 gouttes

ââ[2]

Labrafil 2125CS qsp 60 ml

Éveils nocturnes

- *Arsenicum album* 9 CH est indiqué chez les petits enfants, le plus souvent allergiques, ayant des réveils agités et anxieux en milieu de nuit

---

1. Assurez-vous de l'absence d'allergie en commençant par la plante des pieds.
2. Préparation à parties égales effectuée par le pharmacien.

(entre 1 heure et 3 heures du matin). La nuit se termine très souvent dans le lit d'un des membres de la famille.
- *Cypripedium* 1 DH, chez l'enfant qui se réveille la nuit pour jouer.
- *Jalapa* 3 DH est adapté à l'enfant calme et agréable la journée, agité la nuit, qui peut se réveiller pour jouer, parler, mais aussi quelquefois crier et s'agiter.
- *Lycopodium clavatum* 9 CH convient à un nourrisson repu de son biberon au bout de quelques gorgées, mais qui, en revanche, réclame à boire ou à manger la nuit. Il est gêné par un ballonnement fréquent, et émet de nombreux gaz qui ne le soulagent pas.
- *Psorinum* 9 CH est indiqué chez les nourrissons ayant des parents allergiques ou ayant déjà eu eux-mêmes ce genre de manifestations. Habituellement calmes le jour, ils deviennent agités et anxieux la nuit ; ils peuvent même crier et pleurer toute la nuit. Le biberon les rassure, mais ils le réclament souvent encore la nuit.
- *Silicea* 9 CH convient à des nourrissons inquiets et pleurnichards, aux membres frêles, à la tête et au ventre volumineux. Ils sont très frileux et s'enrhument facilement. Ils s'endorment difficilement, ont un sommeil agité, se réveillent souvent la nuit et réclament à boire. Plus grands, ils deviennent somnambules et sont régulièrement infestés par les oxyures à la nouvelle lune.

Posologie (pour tous ces médicaments) : 2 granules au coucher, à répéter dans la nuit si nécessaire.

- *Avena sativa* 1 DH, remède homéopathique indiqué chez les enfants fatigués. Il est tonifiant le matin et sédatif le soir.

Posologie : 5 à 10 gouttes au réveil et coucher.

SOMMEIL DE L'ENFANT

Les troubles du sommeil chez l'enfant se manifestent de diverses façons en fonction de l'âge :
– la résistance à aller au lit, entre un et deux ans, correspond souvent à une angoisse de séparation (pages 193 et 233) ;
– la peur du noir et le désir de s'endormir avec de la lumière ou une veilleuse apparaissent vers deux ans (page 234) ;
– les cauchemars commencent vers trois ou quatre ans, âge auquel ils distinguent mal la fiction de la réalité (page 91) ; l'enfant entre trois et huit ans a des terreurs nocturnes (page 239) ;
– le somnambulisme au même âge est souvent déclenché par un événement anxiogène (page 237).

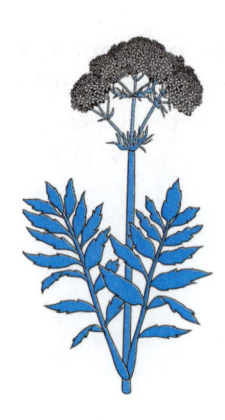

Valeriana

SOMNAMBULISME

Comment le reconnaître ?

Le somnambulisme survient 1 à 3 heures après l'endormissement, surtout chez l'enfant de cinq à douze ans ; il est souvent déclenché par un événement anxiogène. Il se manifeste par une déambulation nocturne, au cours de laquelle l'enfant est confus. Il marche les yeux ouverts, mais ne paraît pas voir, évite les objets, répond aux ordres, mais ne s'en souvient pas le lendemain. Comme pour les terreurs nocturnes, le somnambulisme s'éclipse au cours du temps. De même, sa persistance à l'adolescence doit faire rechercher un trouble psychologique sous-jacent.

Le traitement homéopathique

Les médicaments les plus fréquents sont :
- *Kalium bromatum* 9 CH est indiqué pour les enfants dont l'anxiété se manifeste par la manie quasi permanente de triturer doigts, mains et autres petits objets. La nuit est agitée car elle s'accompagne non seulement de somnambulisme, mais aussi de terreurs nocturnes, de grincements de dents et d'énurésie tardive. L'état général et l'état nerveux, en particulier, sont aggravés à la nouvelle lune.
- *Natrum muriaticum* 9 CH, indiqué chez les enfants ayant tendance à l'herpès, aux eczémas, aux rhinopharyngites à répétition et à l'amaigrissement malgré un bon appétit.
- *Phosphorus* 9 CH convient à des enfants longilignes rêveurs, imaginatifs, anxieux surtout quand la nuit tombe. Ils se renferment dès qu'ils ne se sentent plus en confiance. Ils sont parfois somnambules, s'endorment tard, jamais seuls et avec une lumière tamisée. Ils ont besoin de beaucoup de sommeil, mais celui-ci est agité et parcouru de nombreux rêves.
- *Silicea* 9 CH, pour les petits enfants très frileux, sujets aux rhinopharyngites et régulièrement infestés par les oxyures à la nouvelle lune. Ils s'endorment difficilement, ont un sommeil agité, et en grandissant deviennent somnambules.

Posologie (pour tous ces médicaments) : 2 granules au coucher.

SUCCION DU POUCE

C'est une petite manie du nourrisson — comme la succion de la tétine — qui le rassure et qui dure normalement jusqu'à l'âge de un ou deux ans ; mais peut se prolonger, jusqu'à quatre ou cinq ans, voire au-delà. Il n'y a pas lieu d'aller contre cette habitude qui disparaît habituellement avec l'évolution affective de l'enfant. L'utilisation transitoire d'un objet (nounours, couverture, doudou, etc.) permet de passer ce cap.

Aucun traitement n'est nécessaire, sauf en cas de troubles du comportement associés. En outre, la succion du pouce, si elle est prolongée, peut entraîner des problèmes dentaires.

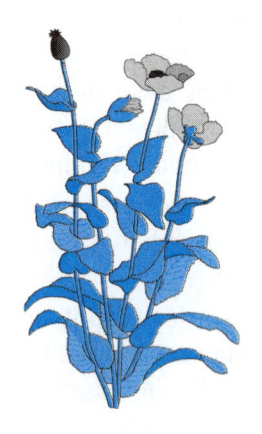

Opium

TERREURS NOCTURNES

Comment la reconnaître ?

Extrêmement fréquente, elle se manifeste chez l'enfant, dans les premières heures du sommeil, par un réveil brutal avec des cris, et un état de panique incontrôlable. L'enfant ne peut être réveillé, il est incapable de répondre aux questions et est inconsolable. Il se rendort facilement et n'a plus aucun souvenir le lendemain matin. Ces troubles disparaissent progressivement avec l'âge. En cas de persistance à l'adolescence, le médecin recherchera un trouble psychologique sous-jacent.

Le traitement homéopathique

Les principaux médicaments homéopathiques sont :

- *Stramonium* 9 CH est le médicament typique de la terreur nocturne des enfants, marquée notamment par une agitation, des hallucinations (fantômes, animaux) et une violence gestuelle et verbale. Ces enfants ne peuvent s'endormir qu'avec une lumière tamisée et la présence d'un de leurs parents. Cet état se manifeste aussi dès que l'enfant a de la fièvre.
- *Hyosciamus niger* 9 CH est adapté à des enfants méfiants, jaloux, qui rient, poussent des cris ou grincent des dents en dormant. Ou encore à ceux qui se réveillent la nuit en sursaut, tremblants, affolés et très anxieux, et ne reconnaissant plus personne.
- *Kalium bromatum* 9 CH convient aux enfants inquiets dont l'anxiété se révèle, dans la journée, par l'agitation constante des mains et des doigts et la trituration incessante de petits objets qui, par ailleurs, les aident à s'endormir au coucher (« doudou »). Les terreurs nocturnes sont caractérisées par des hallucinations et des réveils en hurlant. Pendant leur sommeil, ils grincent des dents, sont somnambules et font pipi au lit longtemps. Ils sont parfois sujets aux vers aggravés à la nouvelle lune.
- *Borax* 9 CH correspond à des enfants anxieux, sensibles, sursautant au moindre bruit. Ils s'endorment difficilement, ont un sommeil léger et se réveillent en hurlant la nuit. Le mouvement de descente — quand on les met dans leur berceau par exemple — déclenche des vertiges et les

effraie : ils s'agrippent littéralement à leurs parents. Ces enfants ont régulièrement des aphtes ou de l'herpès.

- *Cina* 9 CH est adapté à des enfants désagréables, capricieux, dont les terreurs nocturnes se manifestent par des réveils affolés en sursaut et des hurlements. Leur sommeil est agité, ils ne s'endorment qu'en balançant leur tête sur l'oreiller, grincent des dents, font pipi au lit longtemps. Ils sont régulièrement infestés par les vers aggravés à la nouvelle lune.
- *Tarentula hispana* 9 CH convient à un enfant hyperactif, anxieux, remuant sans cesse les mains et les pieds. Les troubles du sommeil s'accompagnent de terreurs nocturnes, de cauchemars, de rythmies (balancements de la tête) à l'endormissement.

Posologie (pour tous ces médicaments) : 2 granules au coucher.

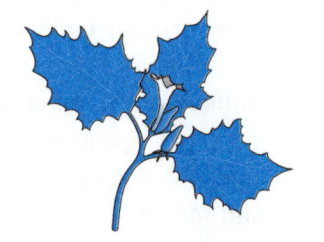

Stramonium

TICS

Le tic traduit la tension intérieure intense d'un enfant. Un traitement homéopathique évite le recours à des drogues allopathiques aux nombreux effets secondaires chez l'enfant.

> CONSULTEZ CAR UN TRAITEMENT DE FOND ET UN ENTRETIEN AVEC LES PARENTS PEUVENT AIDER À LEVER LES RAISONS DE CETTE TENSION.

Comment les reconnaître ?

Le tic est un geste brusque, indolore, répétitif, incontrôlé, qui se rencontre plus souvent chez les enfants émotifs, timides, anxieux. Le tic est conscient et peut être temporairement contrôlé. Il est accentué par les émotions et traduit une angoisse de l'enfant liée, par exemple, à une autorité parentale rigide et excessive, ou à des difficultés scolaires. Il irrite des parents excédés qui, par leur comportement, risquent de prolonger et d'intensifier ce trouble, le plus souvent bénin. Un traitement est alors souhaitable pour obtenir une franche diminution du tic et détendre l'entourage, afin qu'il cesse ses injonctions. Le silence familial calme l'angoisse de l'enfant et minimise la fréquence et l'intensité des tics.

Le traitement homéopathique

Les principaux médicaments homéopathiques sont les suivants :
- *Agaricus* 9 CH convient à des enfants d'une intelligence ordinaire mais retardés scolairement. Leur nervosité et leur anxiété se manifestent par des tics de la face qui sont aggravés lors d'un effort intellectuel, et par une agitation plus ou moins constante de la tête.
- *Cuprum metallicum* 9 CH est utilisé chez des enfants ayant eu des spasmes du sanglot. Leur nervosité s'exprime parfois sous la forme de coliques abdominales et de tics de la face qui ont la particularité d'être douloureux.

- *Hyosciamus niger* 9 CH, quand tics, tremblements et grincements de dents se produisent chez un enfant méfiant, jaloux, ayant tendance aux terreurs nocturnes.
- *Lycopodium clavatum* 9 CH, pour les tics de la face survenant chez des enfants intelligents, brillants, autoritaires, coléreux, mais timides et manquant de confiance en eux. Ils ont des troubles digestifs marqués par un ballonnement sous-ombilical et des gaz qui ne les soulagent pas.
- *Magnesia phosphorica* 9 CH, à associer à *Cuprum metallicum* dont il est très proche dans cette indication.
- *Mygale lasiodoria avicularia* 9 CH concerne les enfants ayant des tics des muscles de la face, des paupières, de la bouche et du cou.
- *Staphysagria* 9 CH intéresse les enfants irritables, très nerveux, très sensibles à la réprimande et à tout ce qui les contrarie. Ils sont capricieux mais intériorisent leurs colères qui « ressortent » sous la forme de tics, de tremblements, d'insomnies ou autres, telles des coliques ou des toux persistantes.
- *Stramonium* 9 CH s'adresse à des enfants ayant des tics violents et indolores de la face, qui ne s'endorment qu'avec la lumière par crainte de la nuit et de l'obscurité.
- *Valeriana* 1 DH, quand les enfants sont surmenés, tendus, agités de tics et ont du mal à s'endormir.

Posologie (pour tous ces médicaments sauf *Valeriana*) : 2 granules au réveil.
Valeriana 1 DH : 20 gouttes deux fois par jour, au réveil et au coucher.

Voir aussi le chapitre sur les rythmies page 224.

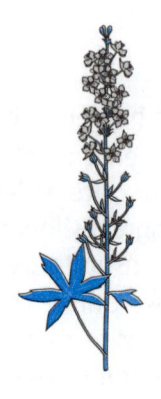

Staphysagria

TIMIDITÉ

L'inhibition, forme majorée de la timidité, nécessite une consultation médicale.

Comment la reconnaître ?

La timidité ou reconnue comme telle par l'entourage est une forme mineure d'inhibition. Elle se manifeste par un manque d'audace et de décision dans l'action ou la pensée. Elle révèle les difficultés que rencontre l'enfant dans ses relations avec autrui. L'inhibition, forme majorée de ce trait de caractère, nécessite une consultation médicale.

Le traitement homéopathique

Les principaux médicaments homéopathiques sont les suivants :
- *Baryta carbonica* 9 CH aide les enfants lents, craintifs, dont la timidité est due à leurs capacités intellectuelles qu'ils savent limitées.
- *Calcarea carbonica* 9 CH agit chez les enfants timides, calmes, peureux, ayant tendance aux terreurs nocturnes.
- *Lycopodium clavatum* 9 CH convient au contraire à des enfants intelligents, brillants, dont la timidité est avant tout la conséquence d'un manque de confiance en eux. Ils sont de mauvaise humeur au réveil et se plaignent souvent de troubles digestifs.
- *Natrum muriaticum* 9 CH est fait pour des enfants solitaires, timides bien que contradicteurs, anxieux et manquant de confiance en eux. Ils sont très attirés par le sel et ont tendance à maigrir malgré un appétit correct.
- *Pulsatilla* 9 CH est adapté à des enfants timides qui rougissent facilement dès qu'ils tentent de prendre la parole ou qu'on la leur donne. Convient souvent aux petites filles qui jouent entre elles de peur de s'amuser avec leurs camarades masculins. Elles pleurent facilement mais sont vites consolées.

- *Silicea* 9 CH, comme *Natrum muriaticum*, est un médicament d'enfants timides, anxieux, manquant de confiance en eux. Ceux-ci, plutôt chétifs et frileux, se fatiguent vite et transpirent facilement des pieds et de la tête.
- *Causticum* 9 CH, pour des enfants dont la timidité est liée à leur naturel peureux. Ils ont peur dès la tombée de la nuit et ne s'endorment qu'avec une veilleuse.
- *Ignatia amara* 9 CH, chez des enfants timides, anxieux, nerveux et très émotifs. L'anxiété se révèle par des difficultés à manger (boule dans la gorge), par des douleurs abdominales ou des nausées, par des rires ou des larmes.
- *Gelsemium sempervirens* 9 CH convient à l'enfant qui pleure, tremble. Très timide, il reste figé sur place. Par exemple, ses parents sont obligés de le « traîner » tous les matins pour l'emmener à l'école.

Posologie (pour tous ces médicaments) : 2 granules, au réveil et au coucher.

Nous n'aborderons ni les hystéries ni les obsessions, qui nécessitent souvent un recours au spécialiste.

TOUX

Voir le chapitre sur la trachéo-bronchite page 245.

TRAC

Voir les chapitres sur la phobie scolaire page 193,
les diarrhées de stress page 130,
les douleurs abdominales consécutives au trac page 134.

TRACHÉO-BRONCHITE

La trachéo-bronchite est une inflammation de l'arbre trachéo-bronchique : c'est la « bronchite » que connaissent bien les familles.

> CONSULTEZ SI L'ENFANT PRÉSENTE, ASSOCIÉ À LA TOUX
> ET À LA FIÈVRE, UN POINT DE CÔTÉ AU THORAX :
> IL PEUT S'AGIR D'UNE PNEUMONIE.

Comment la reconnaître ?

Elle est souvent d'origine virale et complique ou suit une rhinopharyngite. Elle commence par une toux sèche qui se transforme en quelques jours en une toux grasse, fréquente. Celle-ci ramène des glaires lors d'efforts de toux, sauf chez le jeune enfant qui ne sait pas cracher, mais qui vomit parfois. Elle est, en général, plus nette en position couchée que debout : l'enfant avale ses glaires au lieu de les recracher. Au début claires, les sécrétions deviennent épaisses et verdâtres. La température est peu élevée, inférieure à 38 °C ; si celle-ci persiste au-delà de 5 jours, votre enfant doit être réexaminé pour éliminer une éventuelle pneumonie.

Attention aux pièges !

Chez le petit enfant, l'inhalation d'un corps étranger (cacahuète, bille, trombone, etc.) passe parfois inaperçue et peut se traduire par une toux de survenue brutale, sans fièvre. Selon la taille de l'objet ou l'endroit où il se « coince », il peut s'agir d'une véritable urgence médicale. Quelquefois, le diagnostic ne se fait que tardivement, à la radiographie des poumons ou à la fibroscopie bronchique. Il faut toujours y penser devant une toux qui dure.

Chez le nourrisson, une toux persistante, rebelle, doit aussi faire évoquer un reflux gastro-œsophagien (voir page 205). Votre médecin le recherchera systématiquement car il est une des causes de mort subite du nourrisson.

Quels sont les risques ?

Chez le grand enfant, les trachéo-bronchites peuvent devenir chroniques ou se surinfecter. Chez le nourrisson, elles déclenchent de l'asthme si celui-ci est prédisposé ou des bronchiolites.

En cas de fièvre, consultez le chapitre page 158.

> **Avertissement**
>
> Dans les toux grasses, les sirops « mucorégulateurs » ou « mucolytiques » ont un effet adoucissant agréable pour l'enfant, mais pas d'efficacité antitussive démontrée. Par ailleurs, les sirops à la codéine, utilisés dans les toux sèches, ne sont pas indiqués dans les toux grasses, car ils bloquent la toux, empêchent l'expectoration et donc l'expulsion des sécrétions. Ils ne sont pas indiqués chez l'enfant et doivent être délivrés après avis médical.

Le traitement homéopathique

Avec crachats propres, non infectés

- *Dulcamara* 5 CH, quand la toux survient au décours d'un rhume apparu par temps humide. La voix devient rauque, et l'enfant se racle souvent la gorge pour tenter d'expectorer les mucosités restées collées dans l'arrière-gorge. Une fièvre sans transpiration est parfois présente.
- *Kali muriaticum* 5 CH, dans les rhinopharyngites présentant un écoulement nasal continuel de mucosités épaisses, blanches, glaireuses, une sensation d'oreilles bouchées et des bruits de craquements quand on se mouche.
- *Scilla maritima* 5 CH, si la toux fréquente est grasse le matin, sèche le soir, et s'accompagne de petites pertes d'urines. Elle suit un rhume caractérisé par un écoulement nasal abondant et irritant, et de nombreux éternuements. Elle est aggravée par les boissons froides.

Posologie (pour tous ces médicaments) : 2 granules 5 fois par jour pendant 2 jours, puis 3 fois par jour pendant 6 jours.

Avec expectoration muco-purulente

C'est-à-dire quand les crachats sont jaune verdâtre.

- *Kalium bichromicum* 5 CH, quand la toux grasse et douloureuse se manifeste surtout au réveil, pour se débarrasser des sécrétions accumu-

lées la nuit. L'écoulement nasal est épais, visqueux, et forme des croûtes dans le nez. L'enfant est mieux au chaud.
■ *Hydrastis* 5 CH, médicament proche de *Kalium bichromicum*, excepté que le nez se bouche dans une pièce chaude.
■ *Hepar sulfur* 5 CH est indiqué dans les rhinopharyngites déclenchées par le moindre courant d'air ou par le froid. Des écoulements purulents s'écoulent par le nez et la gorge. La toux, d'abord sèche, devient très rapidement grasse.
■ *Mercurius solubilis* 5 CH, dans les toux grasses, douloureuses, accompagnées de fièvre, de soif et de sueurs nocturnes intenses.
■ *Pulsatilla* 5 CH, toux grasse avec mucosités abondantes, épaisses, jaunâtres. La toux est grasse et quasi indolore le jour, sèche et douloureuse la nuit. L'enfant s'assied pour s'arrêter de tousser, mais la toux réapparaît dès qu'il se rallonge. La fièvre, quand elle est présente, ne s'accompagne pas de soif mais de frissons.
Posologie (pour tous ces médicaments) : 2 granules 5 fois par jour pendant 2 jours, puis 3 fois par jour pendant 6 jours.

Petit répertoire des toux

■ Les toux sèches, quinteuses, avec rougeur du visage : *Coccus cacti, Corallium rubrum, Cuprum metallicum.*
■ Les toux nocturnes :
- dès que l'enfant se couche : *Drosera rotundifolia, Hyosciamus niger* ;
- avant minuit : *Coccus cacti, Corallium rubrum* ;
- après minuit : *Drosera rotundifolia* ;
- autour de minuit : *Aconitum napellus* ;
- sans horaire particulier : *Mercurius solubilis, Pulsatilla, Sticta pulmonaria* ;
- du petit matin (vers 4-5 heures) : *Kalium carbonicum, Nux vomica* ;
- ne réveillant pas l'enfant, qui tousse en dormant : *Chamomilla vulgaris, Tuberculinum, Verbascum thapsus* ;
- aggravées couché, cessant dès que l'enfant s'assoit : *Hyosciamus niger, Pulsatilla.*
■ Les toux du réveil : *Coccus cacti, Corallium rubrum, Kalium bichromicum.*
■ Toux facilement reconnaissables :
- avec des nausées : *Ipeca* ;
- avec des filets de sang dans les crachats : *Ferrum phosphoricum* ;
- sèche la nuit et grasse le jour : *Pulsatilla* ;
- calmée en buvant des boissons froides : *Coccus cacti, Cuprum metallicum* ;
- aggravée en buvant des boissons froides : *Scilla maritima* ;

– améliorée en buvant des boissons chaudes : *Spongia tosta* ;
– aggravée en buvant des boissons chaudes : *Coccus cacti* ;
– aggravée en buvant, en parlant : *Drosera rotundifolia* ;
– dès que l'enfant respire de l'air frais : *Rumex crispus, Hepar sulfur* ;
– avec petite perte d'urines : *Alumina, Causticum, Kalium carbonicum, Squilla maritima, Rumex crispus.*

Posologie (pour tous ces médicaments) : le médicament indiqué en 5 CH, à raison de 2 granules 5 fois par jour pendant 2 jours, puis 3 fois par jour pendant 6 jours.

Les séances de kinésithérapie respiratoire

En permettant l'expectoration, elles sont d'une aide précieuse et hâtent la guérison chez les petits enfants très encombrés.

Une petite préparation pour fluidifier les sécrétions bronchiques :

Althæa officinalis TM
Tussilago farfara TM } ââ[1]

10 gouttes 3 fois par jour pendant 8 jours.

TRAUMATISME

Voir le chapitre sur les contusions musculaires page 111.

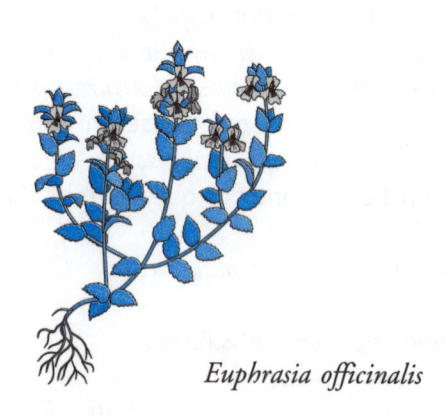

Euphrasia officinalis

---

1. Préparation à parties égales effectuée par le pharmacien.

TROUBLES DU COMPORTEMENT MOTEUR

Les troubles du comportement moteur les plus fréquents de l'enfant sont :
– L'agitation psychomotrice, terme médical qui traduit le comportement agité d'un enfant (voir « enfant agité » page 142).
– Les tics, qui sont un geste répétitif, incontrôlé, révélant l'état de tension intérieure d'un enfant (voir page 241).
– Les ongles rongés qui peuvent avoir les mêmes raisons que précédemment (voir page 185).
– La succion du pouce, habitude naturelle du nourrisson (voir page 238).
– Enfin, les rythmies, qui se manifestent par des balancements incessants de l'enfant quand celui-ci s'endort (voir page 224).

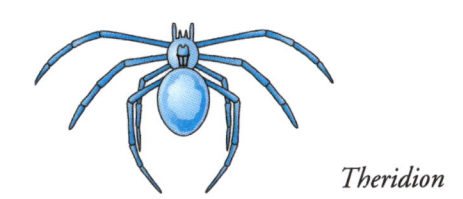

Theridion

TROUBLES DU COMPORTEMENT PSYCHIQUE

Ils correspondent à des troubles souvent labiles qu'il serait inutile, voire désastreux, de « psychiatriser ». En revanche, la persistance de ces troubles doit amener à consulter votre médecin homéopathe qui décidera du recours ou non au psychiatre.

Voir les chapitres sur les angoisses page 70, la phobie page 192, la timidité page 243.

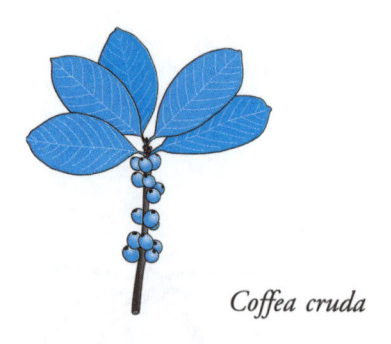

Coffea cruda

URTICAIRE AIGUË

Maladie bénigne à ne pas négliger du fait de ses complications, exceptionnelles mais graves.

> CONSULTEZ DANS LES 48 HEURES — EN L'ABSENCE D'AMÉLIORATION — SI UNE SENSATION DE MALAISE GÉNÉRAL OU DES DIFFICULTÉS À RESPIRER APPARAISSENT CHEZ VOTRE ENFANT.

Comment la reconnaître ?

L'urticaire se définit par l'éruption fugace de papules ou boutons œdémateux rosés ou blanchâtres — semblables à des piqûres d'ortie — qui démangent beaucoup et changent de place fréquemment. Elle est souvent d'origine allergique.

Principales complications

Ce sont de véritables urgences médicales :
– Œdème de Quincke est un œdème douloureux qui démange les paupières, les lèvres et parfois tout le visage. Sa gravité réside dans le risque de survenue d'un œdème de la gorge qui peut bloquer la respiration. C'est une véritable urgence médicale.
– Choc anaphylactique avec risque de décès en moins d'une heure (un cas sur 2 millions).

N'hésitez jamais à consulter à la moindre inquiétude.

Prévention

Certains médicaments et aliments sont responsables d'urticaire aiguë, il s'agit pour :
– Les médicaments, parmi les plus connus : l'aspirine, la pénicilline, les sulfamides, l'insuline, et les produits iodés radiologiques.

– Les aliments : l'arachide, le lait, les œufs, les noix, la tomate, le chocolat, les fruits de mer, les mollusques, les poissons, le gibier ; plus rarement chez l'enfant, les fruits et les légumes.
– Certains additifs et conservateurs sont aussi responsables d'urticaires.

Si les crises sont très fréquentes, ou d'emblée graves, consultez votre médecin homéopathe qui, avec l'aide de l'allergologue, en recherchera précisément les causes.

Le traitement homéopathique

Donnez-lui systématiquement

- *Histaminum* 7 CH : 2 granules toutes les 5 minutes de façon répétée, puis espacez les prises dès que l'amélioration se produit.

Ajoutez

- *Apis mellifica* 7 CH, si l'urticaire est améliorée par les applications froides.
- *Urtica urens* 7 CH, si, au contraire, la chaleur calme les démangeaisons et les applications froides les aggravent.

Posologie (pour tous ces médicaments) : 2 granules toutes les 5 minutes de façon répétée, puis espacez dès amélioration.

N'hésitez pas à consulter si les troubles persistent.

Localement

En cas de fortes démangeaisons, appliquez plusieurs fois par jour de l'*Urticagel*®.

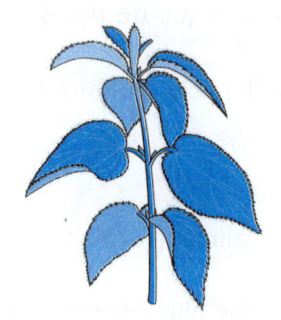

Urtica urens

VARICELLE

La varicelle est une maladie virale aiguë contagieuse due au virus herpès-varicelle. Elle survient dans 90 % des cas chez l'enfant de deux à dix ans.

> CONSULTEZ — EN CAS D'ECZÉMA ASSOCIÉ — CHEZ L'ENFANT IMMUNODÉPRIMÉ OU SOUS TRAITEMENT DE CORTICOÏDES.

Comment la reconnaître ?

– Après une période d'incubation d'environ 15 jours, la maladie se révèle par l'apparition de vésicules, c'est-à-dire des cloques de 3 à 5 mm de diamètre remplies d'un liquide clair. Elles s'assèchent en moins de 24 heures et se recouvrent d'une croûte qui tombe au 8e jour, sans laisser de cicatrices si l'enfant ne s'est pas gratté et n'a pas infecté ses vésicules.
– Les éruptions évoluent par poussées — parfois avec de la fièvre les premiers jours —, commencent habituellement au tronc, puis se propagent au visage, au cou et aux membres.
– La maladie, qui dure environ dix jours, est contagieuse les 48 heures précédant l'éruption et jusqu'à ce que toutes les vésicules soient recouvertes de croûtes.

Les principales complications

La varicelle est une maladie bénigne chez l'enfant ; seul le grattage intempestif peut provoquer une surinfection des lésions qui aggrave la maladie et crée des cicatrices indélébiles.

Les règles d'hygiène

– Coupez court les ongles de votre enfant. Brossez-les deux fois par jour pour éviter l'infection des lésions.

– Faites-lui prendre un bain par jour ; essuyez-le en le tamponnant avec la serviette et non en le frottant. Ensuite, appliquez-lui une solution d'éosine aqueuse à 1 % ou de fluorescéine aqueuse.
– Lavez-vous les mains après chaque contact.
– Votre enfant ne peut aller à l'école tant que les croûtes persistent car il est encore contagieux.
– Évitez le contact avec les femmes enceintes et les sujets malades prenant des corticoïdes car ils risquent de développer une varicelle très grave.

Le traitement homéopathique

Au début

En cas de fièvre

- Si l'enfant a soif
- et ne transpire pas :
- *Aconitum napellus* 5 CH.
- puis transpire abondamment :
- *Belladonna* 5 CH, *Mercurius solubilis* 5 CH.

- Si l'enfant n'a pas soif
- et ne transpire pas ; il est très abattu :
- *Gelsemium sempervirens* 5 CH.
- et a la peau sèche entrecoupée de suées :
- *Apis mellifica* 5 CH.

Posologie : 2 granules 5 fois par jour pendant la durée de la fièvre.

Voir aussi le chapitre sur les fièvres page 158.

Au stade de l'éruption

- *Rhus toxicodendron* 5 CH d'abord ; c'est un médicament qui reproduit typiquement les lésions brûlantes et piquantes de la varicelle. Ces sensations sont améliorées par les applications d'eau très chaude, mais pas par le grattage.
- Puis *Mezereum* 5 CH, dès que les vésicules se recouvrent de croûtes.

Posologie : 2 granules 5 fois par jour pendant 2 jours, puis 3 fois par jour pendant 6 jours.

En cas de surinfection

Vous ajouterez aux médicaments précédents :
- *Mercurius solubilis* 5 CH, surtout si la varicelle s'accompagne d'une fièvre importante avec une soif intense, des sueurs nocturnes abondantes.
- *Graphites* 5 CH, si les vésicules alors suintantes sont améliorées par les applications fraîches, et aggravées par le grattage, la chaleur du lit. Si les phénomènes semblent s'aggraver, donnez *Graphites* en 15 CH.

Posologie : 2 granules 5 fois par jour pendant 2 jours, puis 3 fois par jour pendant 6 jours.

Pour aider votre enfant à récupérer de la maladie

- *Sulfur iodatum* 15 CH : 1 dose à donner systématiquement pour hâter la disparition des éléments cutanés restants.

Si des cicatrices persistent

Donnez-lui *Graphites* 7 CH, systématiquement pendant 2 ou 3 mois au réveil et au coucher.

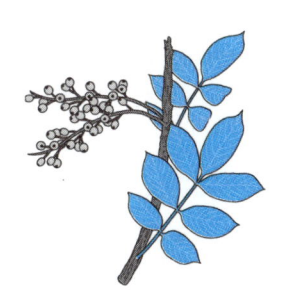

Rhus toxicodendron

VERRUES

Ce sont des tumeurs bénignes virales fréquentes et contagieuses chez l'enfant. Elles sont dues à des Papilloma virus, dont plus de 60 types sont aujourd'hui connus. Il ne faut pas les confondre avec d'autres tumeurs cutanées. Un traitement de terrain est souvent nécessaire pour hâter la guérison.

Comment les reconnaître ?

Il existe plusieurs types de verrues :
– Les verrues vulgaires touchent particulièrement les enfants, leur prolifération est favorisée par la manipulation incessante et les traumatismes des genoux et des coudes. Rugueuses, de limites nettes, indolores, elles siègent surtout aux doigts et au dos des mains, moins souvent aux coudes, aux genoux, au visage, au cuir chevelu.
– Les verrues plantaires, les myrmécies, aplaties, situées à la plante des pieds, enchâssées dans la peau, douloureuses, saignent facilement et sont difficiles à éliminer. Les verrues en mosaïque, autre forme de verrues plantaires, sont petites, multiples, très rapprochées. Elles se multiplient par l'intermédiaire du sol et des douches des piscines.
– Les verrues filiformes, petites excroissances étroites allongées, siègent aux paupières, sur le visage, le cou et les lèvres.

Le traitement homéopathique

Dans toutes ces indications, la posologie est de : 2 granules, au réveil et au coucher, pendant au moins 2 mois.

Verrues vulgaires

Verrues des mains

- De la paume des mains
  - *Antimonium crudum* 7 CH, si les verrues sont cornées et dures.
  - *Natrum sulfuricum* 7 CH, chez l'enfant assez fort, frileux, allergique (asthme et eczéma), s'enrhumant dès que le temps est humide.

■ Du dos des mains
• *Dulcamara* 7 CH, si les verrues sont molles, larges, planes, transparentes, peu ou pas douloureuses.
• *Natrum carbonicum* 7 CH, chez l'enfant nerveux ne supportant pas la chaleur et digérant mal le lait.
• *Thuya occidentalis* 7 CH, si les verrues dures et douloureuses saignent facilement.

■ Des doigts
• *Causticum* 7 CH : sous ou autour des ongles, larges et saignant facilement.
• *Graphites* 7 CH (avec parfois déformation des ongles) : autour des ongles et douloureuses.

Verrues plantaires
• *Antimonium crudum* 7 CH, si les verrues sont cornées et dures.
• *Dulcamara* 7 CH, pour les verrues plantaires contractées dans une piscine.
• *Thuya occidentalis* 7 CH, si les verrues dures et douloureuses saignent facilement.
• *Nitricum acidum* 7 CH, si les verrues — ou la base sur laquelle elles reposent — sont jaunâtres, cornées et saignent facilement.

Verrues filiformes
• *Nitricum acidum* 7 CH, si ces verrues pointues démangent et saignent.
• *Ferrum picricum* 7 CH, si les verrues sont moins pointues et surtout groupées.

Les soins locaux

Vous pouvez en complément, si vous le souhaitez, appliquer sur les verrues, 2 fois par jour, à l'aide d'une compresse :
• *Thuya occidentalis TM*, si les verrues sont dures, douloureuses, saignent facilement.
• *Chelidonium TM*, médicament populaire efficace dans le traitement des verrues, en application locale.

VERS

Voir la chapitre sur les douleurs abdominales page 131.

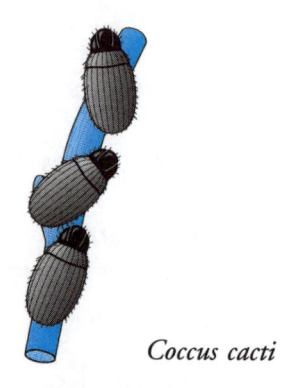

Coccus cacti

VOMISSEMENTS DU NOURRISSON

Les causes des vomissements sont habituellement bénignes, mais ceux-ci peuvent révéler des maladies plus graves ou des causes chirurgicales. Chez le petit nourrisson, le risque majeur est celui de la déshydratation.

> CONSULTEZ LORS DE VOMISSEMENTS — EN JETS FACILES
> — APRÈS UNE CHUTE SUR LA TÊTE
> — SI UNE DIARRHÉE EST ASSOCIÉE — EN CAS DE PERTE DE POIDS.

Comment les différencier ?

Le vomissement est le rejet abondant d'aliments à la suite d'efforts gastriques involontaires et de nausées. C'est un symptôme dont il faut retrouver les causes. Celles-ci peuvent être :

■ Des causes digestives : gastro-entérite (page 166), crise d'acétone (page 120) reflux gastro-œsophagien (page 205), indigestion, mauvaise digestion du lait et des laitages (page 126). La plicature gastrique est la conséquence d'une petite anomalie anatomique à l'origine d'un positionnement haut du côlon transverse, qui fait capoter l'estomac, et crée artificiellement deux poches. Les aliments ont alors du mal à passer d'une poche à l'autre. L'enfant mange peu et se tortille rapidement après avoir bu son biberon. La guérison survient souvent lors du passage à une alimentation diversifiée. En fait, souvent, les vomissements sont liés à un reflux gastro-œsophagien associé.

■ Des causes extra-digestives : rhinopharyngite (page 211), bronchite (page 87), otite (page 189), infection urinaire ou méningite par exemple.

■ Il existe une cause de vomissements qui doit retenir votre attention et nécessite de consulter rapidement votre médecin homéopathe : la sténose du pylore due à un épaississement du pylore — canal situé entre l'estomac et l'intestin — qui entrave la sortie des aliments vers l'intestin. Huit fois sur dix elle concerne les garçons et une fois sur deux l'aîné, alimenté au lait maternel. Elle se manifeste par des vomissements augmentant progressivement chez un bébé de trois à quatre semaines qui, malgré cela, reste gai et joyeux, mais ne grossit plus. Cette sténose hypertrophique du pylore nécessite une intervention chirurgicale bénigne.

> **Attention !**
>
> Consultez immédiatement votre médecin, si votre bébé a des vomissements :
> – en jets faciles ou associés à une fièvre isolée, ils peuvent être les premiers symptômes d'une méningite ;
> – après une chute sur la tête : hématome sous-dural ;
> – après absorption de produits toxiques ou de médicaments ;
> – qui vous empêchent de le nourrir correctement et sont associés à une diarrhée ;
> – si la cause ne vous paraît pas évidente.

Recherchez des erreurs diététiques

Sachez que les erreurs de régime chez le nourrisson sont extrêmement fréquentes :
– Un enfant trop nourri peut avoir des vomissements. La seule façon de vous en apercevoir est de le peser régulièrement et de comparer son indice de masse corporelle (IMC) à celui des courbes standardisées (voir pages 145, 274 et 275).
– Vous avez mal reconstitué le lait synthétique, vous avez mis trop de poudre ou dosé la poudre avant l'eau minérale.
– L'introduction du régime diversifié a été trop brutale ou trop rapide.
– Votre enfant mange trop rapidement et avale beaucoup d'air.

Si vous avez l'impression que votre enfant digère mal le lait, allez consulter votre médecin car il peut s'agir d'une intolérance aux protéines de lait de vache (page 126).

Les principales complications

Elles sont liées à l'origine des vomissements. Chez le nourrisson, le risque majeur, propre aux vomissements, est celui de la déshydratation.

Il est d'autant plus important que l'enfant est petit. La prévention et le traitement de ce risque de déshydratation sont, toutes causes confondues, les éléments principaux du traitement de la diarrhée et des vomissements.

Tout nourrisson qui vomit ou qui a la diarrhée risque de se déshydrater, c'est la principale conséquence de ces symptômes dont les causes sont le plus souvent bénignes. C'est pourquoi dès qu'un enfant présente ces symptômes, pour vous, un seul repère : le poids. Ainsi, pesez-le dès le début des troubles si vous ne l'avez pas fait très récemment.

> **Quand devez-vous vous alerter ?**
>
> Si votre enfant commence à perdre du poids, consultez votre médecin. Dans cette situation, il ne faut pas être attentiste, et ce d'autant que le bébé est petit. En effet, un nourrisson qui vomit et a la diarrhée peut se déshydrater en quelques heures. Un nourrisson de moins de trois mois qui perd plus de 5 % de son poids doit être hospitalisé ! Cela peut survenir très rapidement, et ne correspond qu'à une perte de 200 g chez un bébé de 4 kilos.
> – Si la perte de poids est inférieure à 5 % du poids initial, votre médecin traitera probablement votre enfant à domicile et lui donnera une préparation diététique (voir plus bas) qui évitera la déshydratation.
> – Si la perte de poids est supérieure à 5 %, en fonction de l'âge de l'enfant, votre médecin décidera de l'hospitalisation ou non.
> – Si la perte de poids est supérieure à 10 %, votre médecin hospitalisera immédiatement votre bébé.

Prévenez le risque de déshydratation

Appelez le médecin si le bébé a moins de trois mois.
Sinon :
– Ayez toujours chez vous des sels de réhydratation orale — type *Adiaril®*, *Alhydrate®*, *Fanolyte®*, *GES45®*, *Lytren®*, etc. — que vous donnerez, pendant 24 heures, à votre bébé en cas de vomissements et/ou de diarrhée. Du fait de leur composition très précise, ils retiennent l'eau dans le corps de votre bébé et l'empêchent de passer dans le tube digestif. Ils suffisent en général déjà à arrêter la diarrhée.
– Supprimez le lait et les laitages pendant 24 heures, sauf si le bébé est nourri au sein. Vous pouvez les remplacer par une soupe de carottes ou des préparations à base de soja (*Gallia soja®*).
– Donnez-lui de l'eau minérale à volonté, c'est-à-dire présentez-lui souvent le biberon.
– S'il a perdu du poids, consultez immédiatement votre médecin.

– Si votre bébé a une alimentation diversifiée, achetez des pots de carottes du commerce, car la teneur en nitrates des engrais agricoles des champs y est contrôlée, contrairement aux carottes du commerce. Donnez-lui des carottes en quantité égale ou supérieure à ses rations de lait habituelles.

– Donnez-lui des bouillons salés, du riz sous toutes ses formes (farines y compris), du poisson maigre cuit à l'eau, des petits pots de pommes et de coings ; une banane mixée à raison d'un tiers par biberon est un excellent complément nutritif.

Le régime ne doit durer que 24 à 48 heures au bout desquelles l'alimentation normale doit être reprise. En cas de poursuite de la diarrhée, votre médecin vous conseillera, chez le nourrisson de moins de trois mois, de remplacer le lait habituel par du lait de soja pendant au moins deux semaines avant de réintroduire le lait, cela afin d'éviter une sensibilisation secondaire aux protéines de lait de vache. De trois à six mois, la reprise du lait habituel sera précédée d'une période de 8 à 10 jours de l'emploi d'un lait sans lactose — *AL110®*, *HN25®*, *Diargal®*, etc. Après six ou sept mois, vous réintroduirez directement le lait normal.

Le traitement homéopathique

Nourrissons intolérants au lait

- *Magnesia carbonica* 5 CH : 2 granules avant chaque tétée, puis espacer dès amélioration.

Les nourrissons gloutons

- *Calcarea carbonica* 9 CH, en présence de vomissements de gros caillots d'odeur aigre et d'émission de selles mal digérées, chez les enfants suralimentés en lait.
- *Antimonium crudum* 9 CH devant des vomissements acides de lait survenant juste après la tétée, chez des nourrissons goulus et irritables, ayant la langue complètement blanche.

Posologie (pour tous ces médicaments) : 2 granules au réveil et au coucher.

Les vomissements psychogènes

Chez les nourrissons nerveux :

- *Antimonium crudum* 9 CH (voir plus haut pour la description de ce médicament).

- *Argentum nitricum* 9 CH, chez les nourrissons agités qui boivent très vite leur biberon et font des rots impressionnants et brutaux.
- *Chamomilla vulgaris* 9 CH, chez les nourrissons plutôt calmes qui deviennent agités et coléreux, lors des poussées dentaires.
- *Nux vomica* 9 CH, chez les nourrissons nerveux ayant tendance à la constipation avec des selles fréquentes et insuffisantes.
- *Valeriana* 9 CH, avec hoquets et vomissements de lait caillé après la tétée ou une colère.

Posologie (pour tous ces médicaments) : 2 granules au réveil et au coucher.

Les autres moyens

Chez le nourrisson de plus d'un an :
HE *Lippia citriodora* (verveine) 20 mg ⎫ ââ [1]
HE *Citrus limonum* (citron) 20 mg ⎭
Excipient Witepsol dans un suppositoire nourrisson.
Donnez 1 suppositoire matin et soir, pendant 3 jours au maximum.

Un autre petit conseil : pour les avoir toujours à votre disposition, faites préparer à l'avance ces suppositoires par votre pharmacien et conservez-les dans votre réfrigérateur.

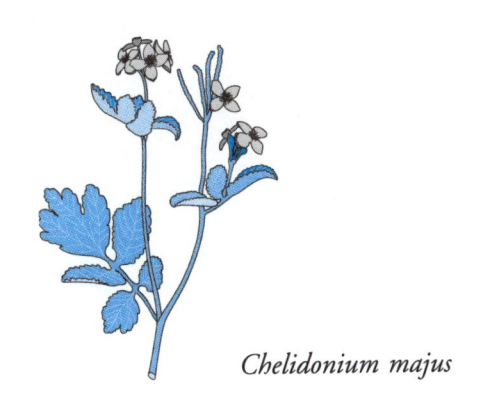

Chelidonium majus

---

[1]. Préparation à parties égales effectuée par le pharmacien.

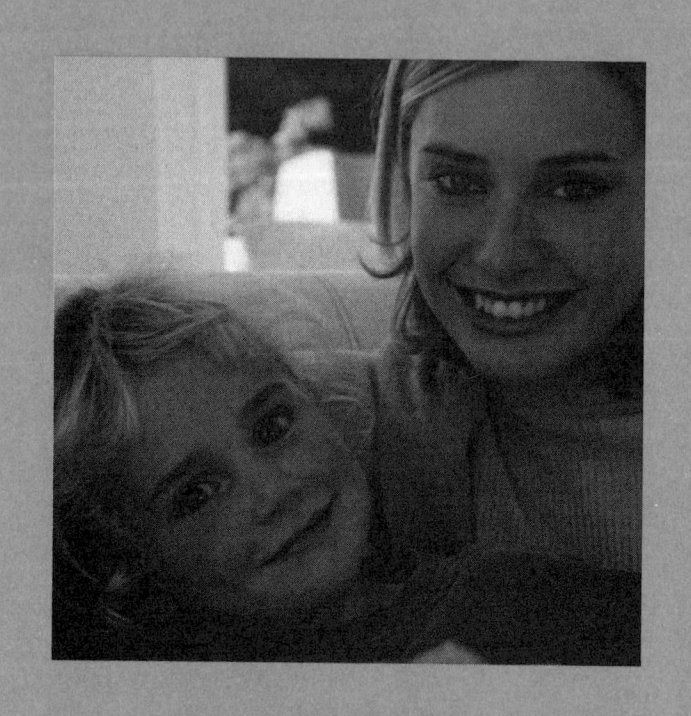

Annexes

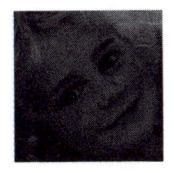

La trousse d'urgence 267

Les centres antipoison 270

Sources des indications
des médicaments homéopathiques 271

Le remboursement
des médicaments homéopathiques 272

Les oligo-éléments 273

Les courbes de corpulence 274

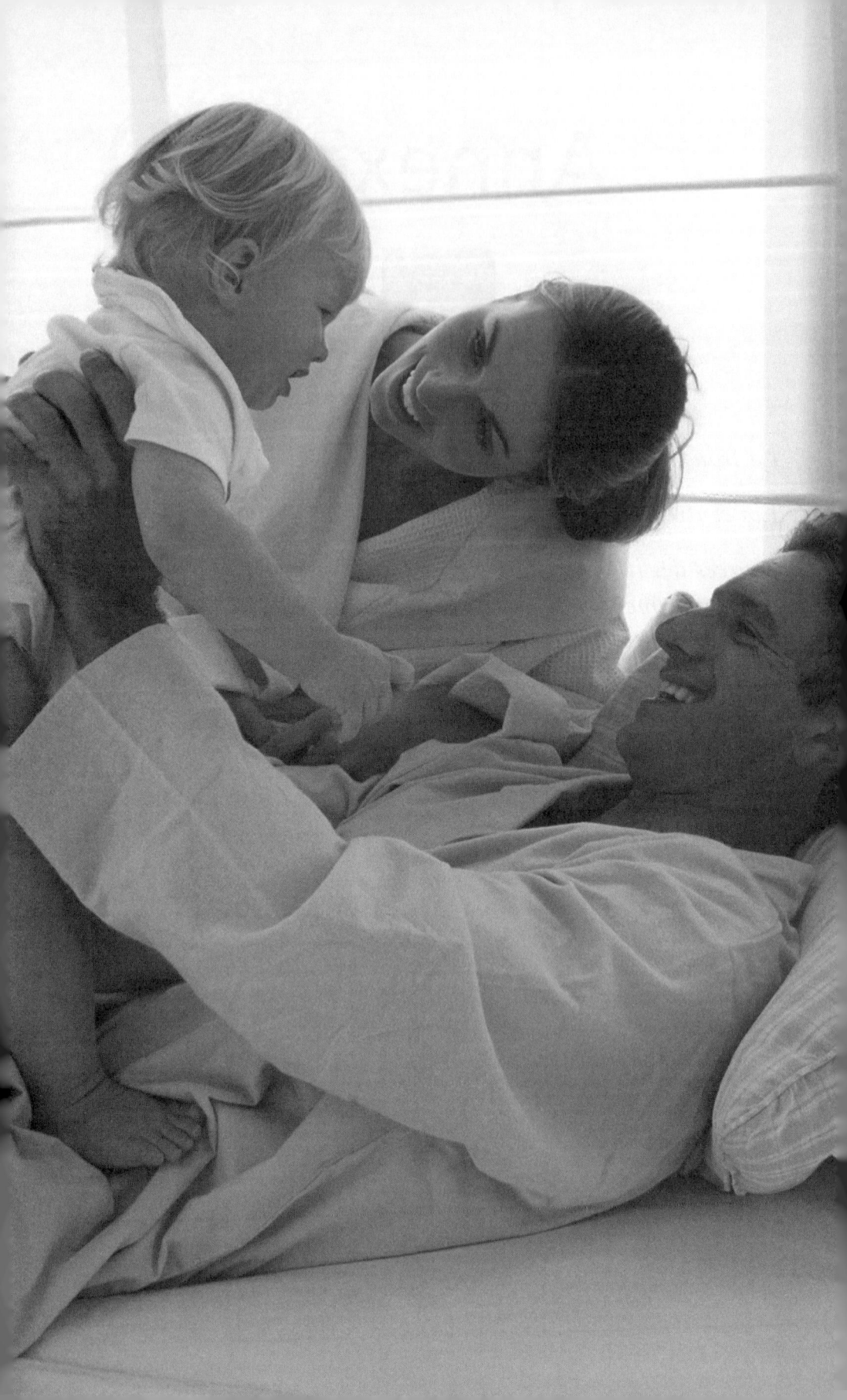

LA TROUSSE D'URGENCE

Choisissez son emplacement

■ En hauteur, pour des raisons évidentes de sécurité, car votre armoire à pharmacie contient aussi des médicaments allopathiques qui peuvent être toxiques chez le jeune enfant, ou du matériel médical dangereux, comme des ciseaux, des seringues ou aiguilles pour malade diabétique, par exemple.

■ Choisissez aussi une armoire à pharmacie qui ferme à clé, et qui ne laisse pas passer la lumière, car certaines solutions y sont sensibles.

■ Placez-la dans un endroit ni trop sec ni trop humide, c'est-à-dire dans une pièce tempérée et régulièrement aérée. Évitez donc de l'installer à la cave ou au-dessus d'un radiateur.

Les médicaments homéopathiques

■ Sélectionnez les remèdes qui vous sont utiles en fonction des maladies de votre enfant et de ses modes de réaction à celles-ci.

■ Réapprovisionnez-vous dès qu'un tube est terminé pour éviter d'être pris de court.

En cas de	Quelques granules et quelques spécialités
Contusions musculaires	*Arnica montana* 5 CH en tubes-granules, *Arnica montana* 9 CH en doses, *Arnica complexe*®
Entorses	*Arnica montana* 5 CH, *Ruta graveolens* 5 CH, *Rhus toxicodendron* 5 CH.
Petites plaies	*Hypericum* 5 CH, *Ledum palustre* 5 CH.
Piqûres d'insectes	*Apis mellifica* 5 CH, *Ledum palustre* 5 CH. *Urticagel*®.
Saignements de nez	*Arnica* 5 CH, *China* 5 CH, *Millefolium* 5 CH.
Petites brûlures	*Arnica montana* 5 CH, *Pyrogenium* 5 CH, *Belladonna* 5 CH, *Apis mellifica* 5 CH, *Rhus toxicodendron* 5 CH, *Cantharis* 5 CH. Huile essentielle de *Lavandula vera*. Pommade au *calendula par digestion*®.
Coups de soleil	*Aconitum napellus* 9 CH, *Belladonna* 9 CH, *Apis mellifica* 7 CH, *Glonoïnum* 7 CH, *Rhus toxicodendron* 5 CH, *Cantharis vesicatoria* 7 CH.

En cas de	Quelques granules et quelques spécialités
Mal des transports	Choisissez entre : *Borax* 9 CH, *Cocculus indicus* 9 CH, *Petroleum* 9 CH, *Staphysagria* 9 CH, *Tabacum* 9 CH et *Theridion* 9 CH. *Cocculus complexe*®.
Fièvre	Sélectionnez vos remèdes parmi : *Aconitum napellus* 5 CH, *Arsenicum album* 5 CH, *Apis mellifica* 5 CH, *Arnica montana* 5 CH, *Belladonna* 5 CH, *Bryonia alba* 5 CH, *Chamomilla vulgaris* 5 CH, *Ferrum phosphoricum* 5 CH, *Gelsemium sempervirens* 5 CH, *Mercurius solubilis* 5 CH, *Pulsatilla* 5 CH, *Rhus toxicodendron* 5 CH.
Otite	*Belladonna* 5 CH, *Capsicum annuum* 5 CH, *Ferrum phosphoricum* 5 CH, *Pyrogenium* 5 CH.
Poussée dentaire	*Chamomilla vulgaris* 5 CH.
Rhinopharyngite	*Allium cepa* 5 CH, *Euphrasia* 5 CH, *Kalium bichromicum* 5 CH, *Dulcamara* 5 CH.
Laryngite	*Aconitum napellus* 15 CH, *Drosera rotundifolia* 15 CH, *Hepar sulfur* 30 CH, *Sambucus nigra* 5 CH, *Spongia tosta* 7 CH. Pâtes de *Sambucus*®, Pâtes Suisse®.
Toux	*Kalium bichromicum* 5 CH, *Corallium rubrum* 5 CH, *Chamomilla vulgaris* 5 CH.
Mal de gorge	*Belladonna* 5 CH, *Mercurius solubilis* 5 CH, *Phytolacca* 5 CH. *Mercurius complexe*®.
Asthme	*Ipeca* 5 CH, *Antimonium tartaricum* 5 CH. *Santaherba*®.
Indigestions	*Antimonium crudum* 5 CH, *Nux vomica* 5 CH.
Diarrhée	En fonction des réactions de votre enfant vous sélectionnerez vos remèdes parmi les suivants : *Arsenicum album* 5 CH, *Argentum nitricum* 5 CH, *China* 5 CH, *Ipeca* 5 CH, *Nux vomica* 5 CH, *Dulcamara* 5 CH, *Podophyllum* 5 CH. *China complexe*®.
Trac	Choisissez entre : *Ignatia amara* 9 CH, *Argentum nitricum* 9 CH, *Gelsemium sempervirens* 9 CH, *Causticum* 9 CH. L 72.
Vomissements	*Ipeca* 5 CH, *Nux vomica* 5 CH, *Antimonium crudum* 5 CH.

Si votre enfant a des petits maux qui reviennent régulièrement, reportez-vous aux chapitres correspondants ou à l'index, et procurez-vous les médicaments utiles à ces affections.

Le matériel

■ Ayez les produits indispensables :
– pour nettoyer toutes les petites plaies : *Calendula* TM ;
– pour soulager les contusions (s'il n'y a pas eu de plaies) : *Arnica* TM ;
– pour arrêter les petits saignements : l'eau oxygénée est ce qu'il y a de plus efficace ;

La trousse d'urgence

– pour les petites brûlures : *pommade au calendula par digestion®*, l'essence de lavande.
- ■ L'indispensable :
– coton hydrophile,
– une paire de ciseaux à bouts ronds,
– une pince à échardes,
– des compresses, une bande de crêpe,
– des pansements hémostatiques pour arrêter une hémorragie, des pansements adhésifs pour les petits bobos,
– du sérum physiologique pour décoller les compresses ou nettoyer les plaies,
– du sparadrap hypoallergénique,
– un thermomètre médical.
- ■ Si votre enfant est très allergique, demandez à votre médecin qu'il vous prescrive le traitement d'urgence correspondant à sa maladie.

Dans ce cas, conservez près de ces médicaments leur mode d'emploi et l'ordonnance du médecin.

LES CENTRES ANTIPOISON

Les centres antipoison et de toxicovigilance

Angers
CHU, 4, rue Larrey, 49033 Angers 01 cedex. Tél. : 02 41 48 21 21.

Bordeaux
Hôpital Pellegrin-Tripode, place Amélie Raba-Léon,
33076 Bordeaux cedex. Tél. : 05 56 96 40 80.

Lille
CHRU, 5, avenue Oscar-Lambret, 59037 Lille cedex. Tél. : 08 25 81 28 22.

Lyon
Hôpital Édouard-Herriot, 5, place d'Arsonval, 69437 Lyon cedex 3.
Tél. : 04 72 11 69 11.

Marseille
Hôpital Salvator, 249, boulevard Sainte-Marguerite,
13009 Marseille cedex. Tél. : 04 91 75 25 25.

Nancy
CHU, 29, avenue de Lattre-de-Tassigny, 54035 Nancy cedex.
Tél. : 03 83 32 36 36.

Paris
Hôpital Fernand-Widal, 200, rue du Faubourg-Saint-Denis,
75475 Paris cedex 10. Tél. : 01 40 05 48 48.

Rennes
Hôpital Pontchaillou, rue Henri-Le-Guilloux, pavillon Clemenceau,
35033 Rennes. Tél. : 02 99 59 22 22.

Strasbourg
Hôpitaux universitaires, 1, place de l'Hôpital, BP 426, 67091 Strasbourg.
Tél. : 03 88 37 37 37.

Toulouse
Hôpital Purpan, place du Docteur-Baylac, 31059 Toulouse cedex.
Tél. : 05 61 77 74 47.

SOURCES DES INDICATIONS DES MÉDICAMENTS HOMÉOPATHIQUES

Les indications des médicaments homéopathiques sont regroupées dans un dictionnaire appelé « matière médicale ». Il existe plusieurs matières médicales dont certaines ont été réactualisées récemment. Les indications des médicaments proviennent de trois sources d'informations issues de :

– L'expérimentation sur l'homme : ce sont les données pathogénétiques.

– La toxicologie : elle concerne les renseignements fournis par les intoxications volontaires ou involontaires, aiguës ou chroniques, de substances toxiques ou médicamenteuses.

– L'expérience clinique : elle s'applique à vérifier l'activité du médicament sur les symptômes émanant des deux premières sources d'informations (vérification du principe de similitude) et à constater la disparition de signes de la maladie ou d'autres signes de réaction du malade ne provenant ni de l'expérimentation ni de la toxicologie.

Ces données ne sont pas différenciées dans les matières médicales, mais la tendance actuelle est de les distinguer.

La matière médicale de chaque médicament comprend :
– son origine ;
– la composition chimique du médicament ;
– les signes caractéristiques (modalités, désirs, aversions, sensations, latéralité, périodicité des symptômes) ;
– les sujets sensibles ou bons répondeurs ;
– les principales indications ;
– les précautions d'emploi et les contre-indications ;
– les posologies.

LE REMBOURSEMENT DES MÉDICAMENTS HOMÉOPATHIQUES

Les médicaments homéopathiques sont des médicaments à part entière, autant du point de vue législatif que des normes rigoureuses de fabrication et de contrôle qui les définissent. Ils sont donc remboursés par la Sécurité sociale. Les médicaments homéopathiques sont répartis en trois groupes :

■ Les spécialités à nom commun : elles correspondent aux médicaments les plus utilisés. Elles regroupent 1 163 médicaments unitaires vignettés et remboursés à 65 % par la Sécurité sociale.

■ Les préparations magistrales concernent tous les autres médicaments homéopathiques unitaires ou non. Elles ne sont pas remboursées par la Sécurité sociale sauf lorsqu'il s'agit du mélange des spécialités à nom commun. Quand une préparation présente un seul composant ne figurant pas dans la liste des 1 163 médicaments, celle-ci n'est pas remboursée.

■ Les spécialités sous forme de complexe ou de formules unitaires exploitées sous un nom fantaisie ne sont pas remboursées par la Sécurité sociale.

LES OLIGO-ÉLÉMENTS

Depuis 1998, à la suite d'un processus de mise à jour des autorisations de mise sur le marché des oligo-éléments, au nom du principe de précaution, apparaît sur les notices une mention réservant les oligo-éléments à l'adulte, ce malgré une utilisation très ancienne des oligo-éléments et l'absence de problèmes de toxicologie et de pharmacovigilance. Ce sont les raisons pour lesquelles, les médecins connaissant l'oligothérapie continuent de prescrire les oligo-éléments — et les pharmaciens de les délivrer — aux enfants.

Les laboratoires délivrant les oligo-éléments sont :

■ Les laboratoires Labcatal, qui ont la plus grande tradition d'oligothérapie et des dosages faibles et adaptés, soit en unitaires, soit en complexes. Ces oligo-éléments sont des modificateurs de terrain pour la plupart et ne visent pas à corriger des carences. Leurs médicaments sont commercialisés sous la marque *Oligosol®*.

■ Les laboratoires des Granions ont, eux aussi, une tradition d'oligothérapie, à des doses plus élevées qui, selon les oligo-éléments, peuvent avoir un rôle de modificateurs de terrain ou de correcteurs de carences.

■ Les laboratoires Lehning, principal laboratoire d'homéopathie complexiste, présentent une gamme originale d'oligo-éléments sous forme de gélules (*Fémiplexe®*, *Mangaplexe®*, *Stimuplexe®*, etc.).

■ Les laboratoires Boiron et Dolisos sont des laboratoires homéopathiques qui ont une gamme complète d'oligo-éléments commercialisés respectivement sous la marque *Oligogranul®* et *Oligostim®*.

Il existe de nombreux autres laboratoires commercialisant des oligo-éléments.

LES COURBES DE CORPULENCE

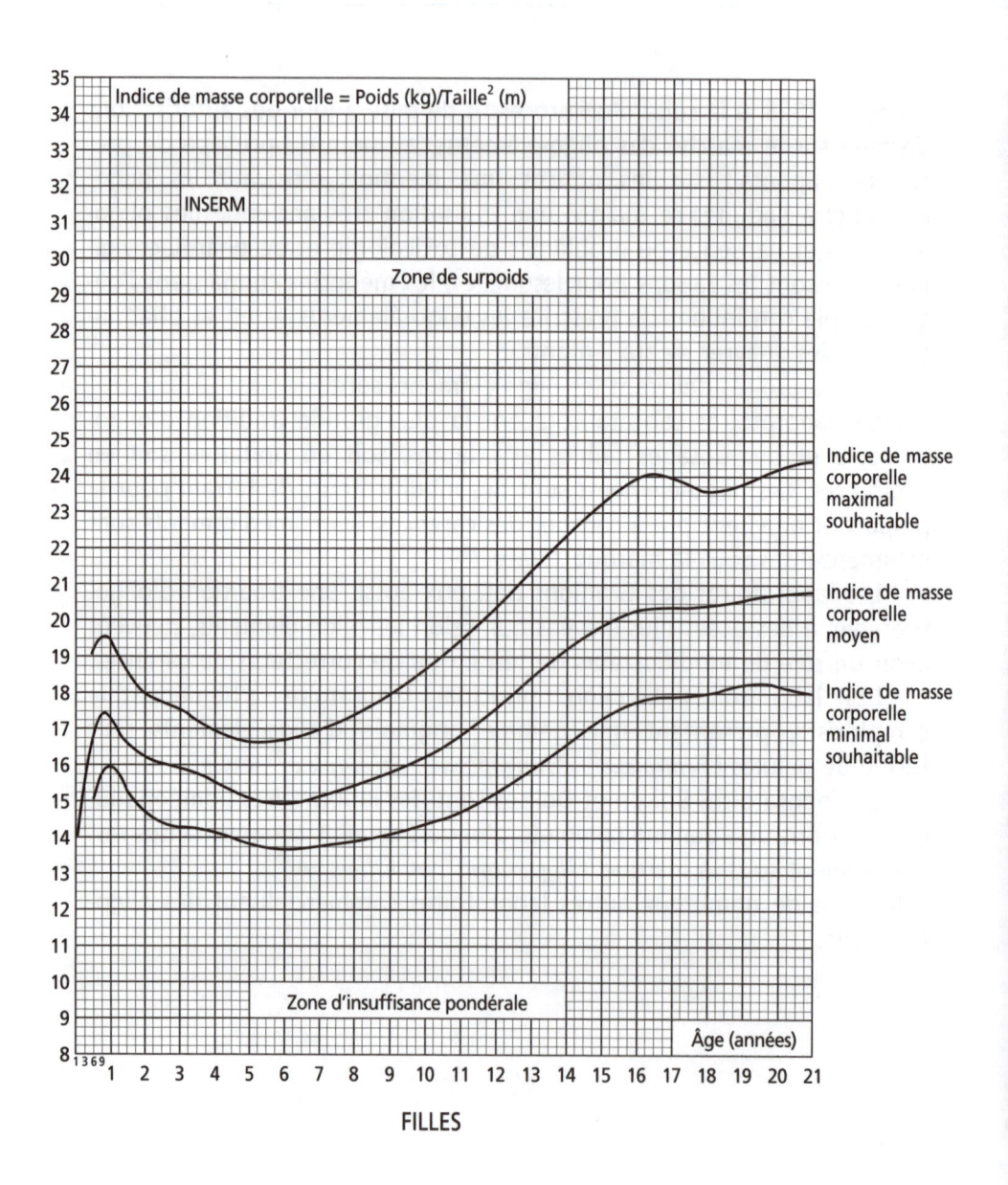

Indice de masse corporelle = Poids (kg)/Taille^2 (m)

INSERM

Zone de surpoids

Indice de masse corporelle maximal souhaitable

Indice de masse corporelle moyen

Indice de masse corporelle minimal souhaitable

Zone d'insuffisance pondérale

Âge (années)

FILLES

Évolution de la corpulence au cours de la croissance
(d'après M.-F. Rolland-Cachera)

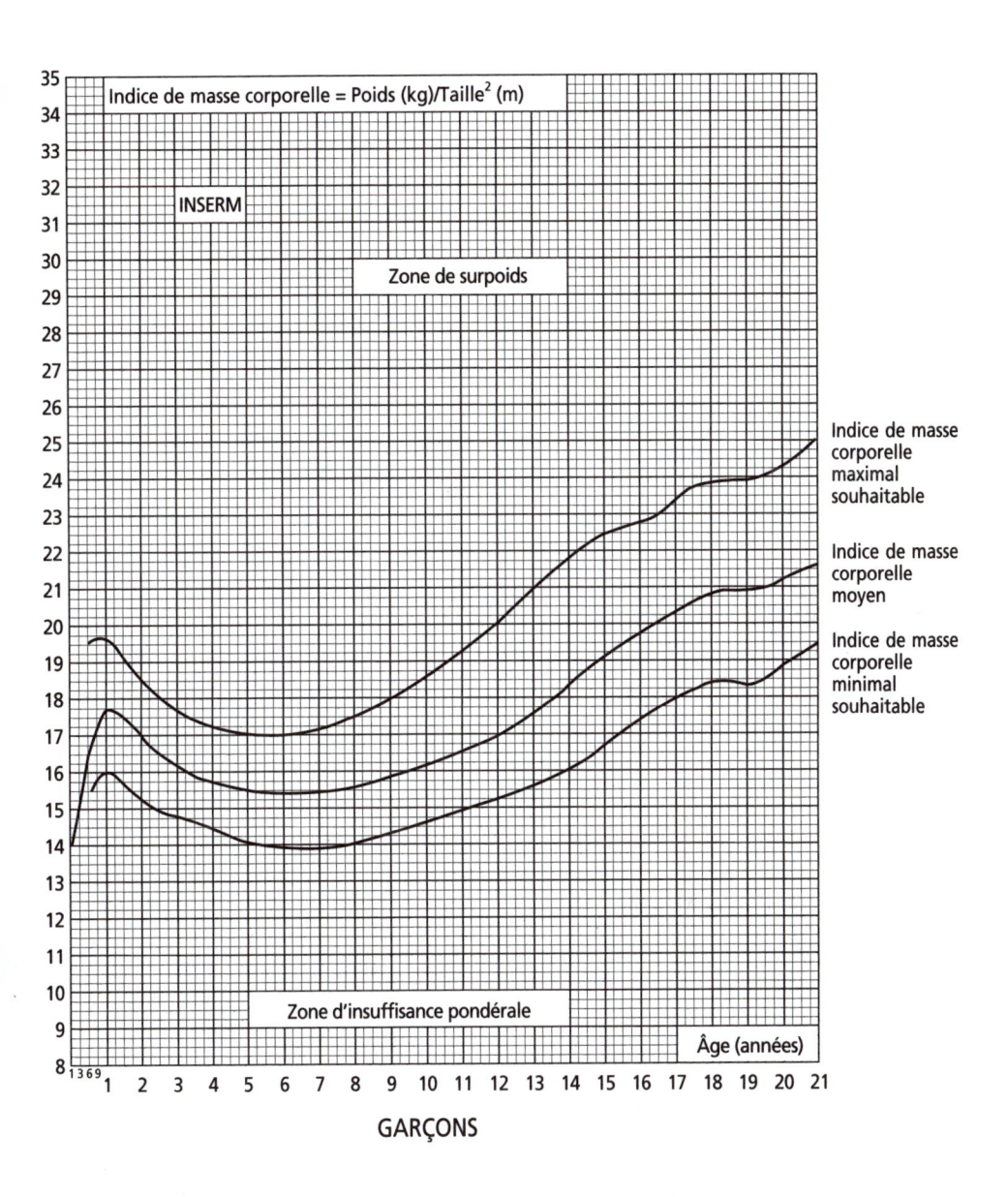

Les courbes de corpulence

Indice de masse corporelle = Poids (kg)/Taille^2 (m)

INSERM

Zone de surpoids

Indice de masse corporelle maximal souhaitable

Indice de masse corporelle moyen

Indice de masse corporelle minimal souhaitable

Zone d'insuffisance pondérale

Âge (années)

GARÇONS

Évolution de la corpulence au cours de la croissance
(d'après M.-F. Rolland-Cachera)

DU MÊME AUTEUR

Le Guide de l'homéopathie, Paris, Odile Jacob, 1997, nouvelle édition augmentée 2000.
Le Guide des allergies, avec le Dr Bernard Poitevin, Paris, Odile Jacob, 2001.

INDEX

Abeilles, *voir* Piqûres d'insectes : 196
Agitation psychomotrice : 142
Anémones de mer, *voir* Piqûres d'animaux marins : 197
Angine : **66**
- de la scarlatine : 227
- et fièvre : 163

Angoisse
- de l'enfant : 70
- de la séparation chez l'enfant : **193**

Araignées, *voir* Piqûres d'insectes : 196

Blessures, *voir* Plaies superficielles : 199
Bronchite aiguë : **87**

Cauchemars : 91
Chalazion : **98**
Chéloïdes après une intervention chirurgicale : 178
Cicatrisation après une intervention chriurgicale : 178
Compère-loriot, *voir* Orgelet : 188
Conjonctivite : **103**
- allergique : 104
- non allergique : 103

Constipation
- après une intervention chirurgicale : 178
- de l'enfant : **107**
- du nourrisson : **105**
- du nourrisson au sein : 106

Coraux, *voir* Piqûres d'animaux marins : 197
Coupure : 200
Croissance (troubles de la) : 77

Dents
- (douleurs) et fièvre : 162
- (poussées) et érythème fessier du nourrisson : 156
- (poussées) et rhinopharyngites : 213
- douleurs : 135
- poussées : 202

Dermite séborrhéique du nourrisson : 121
Déshydratation du nourrisson : 124, 166, 262

Diarrhée
- aiguë de l'enfant : **127**
- aiguë du nourrisson : **123**
- du nourrisson : 126
- due à des aliments : 128
- due à des antibiotiques : 126
- due à des excès alimentaires : 129
- due au stress : 130
- et érythème fessier du nourrisson : 157
- et fièvre : 162

Douleurs abdominales : **131**
- d'origine nerveuse chez l'enfant : 133

Eczéma : 137
Encoprésie : 141
Enfant
- agité, turbulent : 142
- angoissé : 70
- coléreux : 71
- qui mange trop : 147
- qui ne mange pas assez : 78
- timide : 243

Entorse : **150**
Énurésie : 152
Érythème fessier du nourrisson : 155
- *voir aussi* Eczéma : 137
Excès alimentaires à l'origine de diarrhée : **129**

Fesses rouges, *voir* Érythème fessier du nourrisson : 157
Fièvre : **158**
- et angine : 163
- et diarrhée : 162
- et douleurs dentaires : 162
- et gastro-entérite : 163
- et grippe : 163
- et oreillons : 164, 187
- et rhinopharyngites : 162, 216, 217
- et rougeole : 164, 222
- et rubéole : 164
- et scarlatine : 164
- et varicelle : 254

Fissures anales du nourrisson : 106
Fourmis rouges, *voir* Piqûres d'insectes : 196
Fractures : **165**
Frelons, *voir* Piqûres d'insectes : 196

Gastro-entérite : 166
- et fièvre : 163
Guêpes, *voir* Piqûres d'insectes : 196

Hyperkinésie, *voir* Enfant agité : 142

Incontinence anale, *voir* Encoprésie : 141
Incontinence urinaire, *voir* Pipi au lit : 152
Insolation, *voir* Coups de soleil : 117
Insomnie, *voir* Sommeil du nourrisson : 236
Intolérance au lait : 126
- nourrissons : 262

Lait (intolérance au) : 126, 262
Laryngites et toux : 180

Mal d'altitude : 184
Méduses, *voir* Piqûres d'animaux marins : 197

Ongles rongés : 185
Opération, *voir* Intervention chirurgicale : 177
Oreillons et fièvre : 164, 187
Orgelet : **188**
Otite : **189**
Oxyures chez l'enfant : 132

Perte d'appétit
 - de l'enfant : 76
 - du nourrisson : 74
Peur : **192**
 - d'aller se coucher : 233
 - de la nuit : 239
 - du noir : 192
Peur de l'enfant
 - d'aller à l'école : 193
 - de la séparation chez l'enfant : 193
Phobies de l'enfant : 192
Pipi au lit, *voir* Énurésie : 152
Piqûres
 - d'insectes (guêpes, abeilles, frelons, fourmis rouges, araignées) : 196
 - d'animaux marins (méduses, anémones de mer, coraux) : 197

- par des objets pointus (couteau, clous) : 201
- *voir aussi* Serpents (morsures de) : 197
Plaies superficielles : 199
Pouce (succion) : 238

Quinte de toux, *voir* Toux quinteuses : 247

Reflux gastro-œsophagien : 205
Régurgitations du nourrisson : 205, 206
Rhinites allergiques : 208
Rhinopharyngites
 - du nourrisson : 211
 - dues à des poussées dentaires : 213
 - et fièvre : 162, 216, 217
 - et rougeole : 221
Rhume, *voir* Rhinopharyngite : 211
Rhume des foins, *voir* Rhinites allergiques : 208
Rot : 205, 206
Rougeole : **220**
 - et fièvre : 164, 222
 - et rhinopharyngite : 221
Rubéole : **223**
Rythmies de l'enfant : 224

Saignement de nez : **225**
Scarlatine : **226**
 - et fièvre : 164
Serpent (morsure de) : 197
Soins médicaux : 177
Somnambulisme : 237
Stress
 - diarrhée due au : 130
 - douleurs abdominales dues au : 134

Terrain en oligothérapie : 27
Terreurs nocturnes : 239
Tics de l'enfant : **241**
 - et balancements (ou rythmies) : 224
Timidité de l'enfant : 243
Toux
 - et laryngites : 180
 - quinteuses : 247
 - sèches : 217
Trac : 134, 193

Varicelle et fièvre : 164, 254
Vers, *voir* Oxyures : 191
Vomissements
 - d'origine nerveuse : 262
 - des nourrissons : 259
 - des nourrissons gloutons : 262

Ouvrage publié sous la responsabilité éditoriale de Catherine Meyer
Maquette – Mise en pages – Photogravure : NORD COMPO (Villeneuve-d'Ascq)
Reliure : Diguet Deny (Breteuil-sur-Iton)
Achevé d'imprimer sur les presses de l'Imprimerie Hérissey à Évreux (Eure) en août 2003
N° d'éditeur : 7381-1305-X – N° d'imprimeur : 95258
Imprimé en France